Alteraciones en el Electroencefalograma por los Anestésicos Inhalatorios

Manual Básico

ISBN: ISBN-13: 978-1502547668

ISBN-10: 150254766X

Autores

Eugenio D. Martínez Hurtado.

FEA Anestesiología, Reanimación y Dolor.
Servicio de Anestesiología, Reanimación y Dolor.
Hospital Universitario Infanta Leonor. Madrid.

Miriam Sánchez Merchante.

FEA Anestesiología, Reanimación y Dolor.
Servicio de Anestesiología, Reanimación y Dolor.
Hospital Universitario Fundación Alcorcón. Madrid.

ÍNDICE

Capítulo 1.- Nociones básicas de 1
Electroencefalografía ....

Capítulo 2.- Nociones básicas sobre los 28
Anestésicos Inhalatorios ....

Capítulo 3.- Alteraciones en el 85
electroencefalograma por los Anestésicos
Inhalatorios ....

Capítulo 4.- Alteraciones sobre los potenciales 103
evocados por los Anestésicos Inhalatorios ....

4.1.- Potenciales Evocados Sensoriales 103

4.1.1.- Potenciales Evocados 103
Somatosensoriales ....

4.1.2.- Potenciales Evocados Sensoriales 106
Auditivos ....

4.1.3.- Potenciales Evocados Sensoriales 108
Visuales ....

4.2.- Potenciales Evocados Motores 109

Capítulo 5.- Alteraciones Potenciales de acción de   111
la retina por los Anestésicos Inhalatorios ....

Capítulo 6.- Movimientos anormales por los   117
Anestésicos Inhalatorios ....

    6.1.- Prevención frente a los Movimientos   127
    Anómalos ....

Bibliografía   129

Capítulo 1.- Nociones básicas de Electroencefalografía

La Electroencefalografía es el registro y evaluación de los potenciales eléctricos generados por el cerebro.

El electroencefalograma (*EEG*) es el registro de la actividad eléctrica de las neuronas del encéfalo.

Actividad eléctrica cerebral

Los iones de sodio y potasio contribuyen al potencial de membrana de las neuronas cerebrales moviéndose a través de la membrana celular mediante los canales de sodio y potasio. Cada canal es altamente selectivo para cada ión.

Durante el estado de reposo, la mayoría de los canales de sodio permanecen cerrados, mientras que los canales de potasio permanecen abiertos. La apertura y cierre de estos canales controlan la conductancia de la membrana celular para cada ión.

La diferencia de concentración intra y extracelularmente de estos iones produce en reposo, un potencial de membrana de −70 mV. La despolarización de la membrana celular produce un potencial de acción con un pico de voltaje de + 20 mV. Este potencial de acción es propagado a distancia a través de los axones neuronales, con el objetivo de producir distalmente la neurotransmisión sináptica.

Cuando llega al final del axón produce una apertura de los canales de calcio, permitiendo la entrada de este ión en las vesículas terminales. Estas vesículas terminales se funden con la membrana terminal, permitiendo a los neurotransmisores difundir a través de la neurona postsináptica para combinarse con su receptor, provocando un cambio en el potencial de membrana de la neurona postsináptica, favoreciendo la permeabilidad de la membrana a los iones Na y K.

Todo el sistema nervioso posee capacidad electrogénica. Sin embargo, el EEG sólo analiza los potenciales eléctricos generados desde la corteza cerebral y las regiones directamente relacionadas con ella.

Histológicamente, la neocorteza está constituida por seis capas celulares, de las que las células de las capas III y V efectoras, y las de las capas II y IV receptoras:

I: Capa superficial plexiforme de pequeñas células.

II: Capa de células granulares III.

III: Capa de células piramidales.

IV: Capa de células granulares.

V: Capa de células piramidales.

VI: Capa profunda polimorfa.

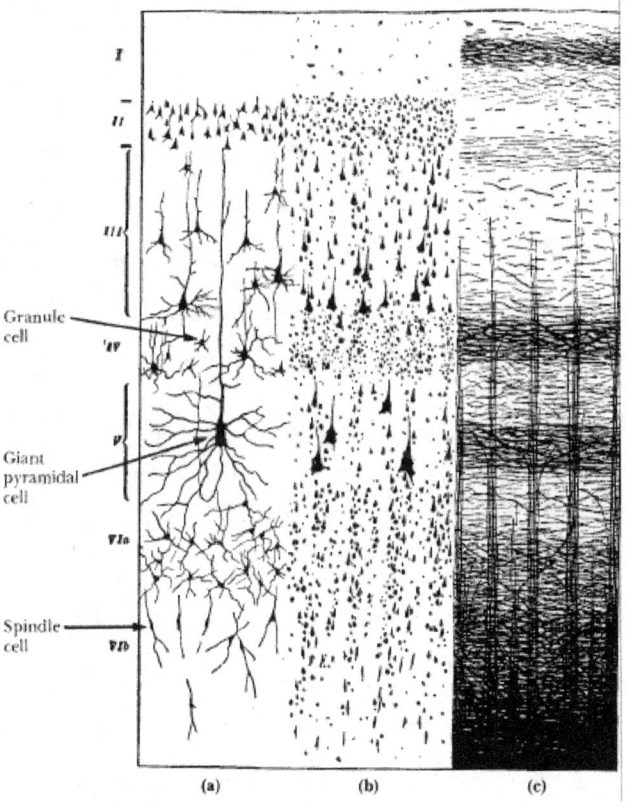

Sección de la corteza parietal mostrando las seis capas histológicas.

Electrogénesis cortical

La actividad eléctrica espontánea generada en un fragmento de tejido cortical aislado se caracteriza por salvas de ondas lentas sobre las que se superponen ritmos rápidos. Y, entre una salva y la siguiente, aparecen períodos de silencio eléctrico.

Estas señales eléctricas, Potenciales Postsinápticos Excitadores (*PPSE*) y Potenciales Postsinápticos Inhibidores (*PPSI*), se producen por la actividad sináptica general de regiones concretas de tejido y se suman entre si, dando origen a potenciales lentos que son las ondas registradas. Caa región neuronal capaz de producir actividad eléctrica se llama denomina **GENERADOR**.

Se han descrito tres generadores corticales:

- *Generador A:* localizado a unas 500 micras de la superficie cortical, originado por la despolarización de las dendritas *apicales* de las *células piramidales*. Genera ondas negativas en la superficie de la corteza, sin relación con la descarga de potenciales de acción neuronales.

- *Generador B:* situado a 900 micras de profundidad, formado por las despolarizaciones de los *somas* de las *células piramidales*. Produce ondas positivas en la superficie cortical, y su actividad coincide con la aparición de potenciales de acción.

- *Generador C:* situado también a 900 micras, su actividad determina ondas negativas en la superficie cortical como resultado de la hiperpolarización neuronal. Su actividad coincide con una interrupción de la descarga de potenciales de acción en las *células piramidales*.

De forma general, una tensión eléctrica positiva en la superficie cortical traduce una despolarización en las capas más profundas de la corteza. Mientras que una tensión eléctrica negativa puede ser resultado bien de una despolarización superficial, o de una hiperpolarización profunda.

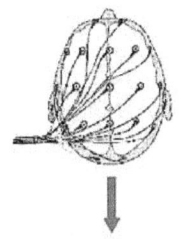

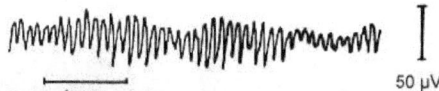

1 sec   50 µV

Sincronización de la actividad neuronal

Dado que en un registro electroencefalográfico normal se recoge la actividad de muchos miles de neuronas, para poder conseguir una actividad global es preciso que las neuronas se encuentren sincronizadas entre sí. Cuando así ocurre, se pueden observar ondas tanto mayores y tanto más lentas cuanta mayor sea la sincronía de los generadores.

Esta sincronización neuronal se encuentra bajo el control de estructuras subcorticales, fundamentalmente ciertos núcleos talámicos que actúan como marcapasos sincronizadores de las actividades rítmicas corticales.

Por el contrario, otras regiones más caudales, que van desde el hipotálamo hasta la porción rostral del bulbo, constituyen estructuras desincronizadoras.

Debido al gran número de interconexiones que presentan las neuronas y por la estructura no uniforme del encéfalo, el registro de la actividad eléctrica neuronal posee formas muy complejas, con amplias variaciones en función de la localización de los electrodos y entre individuos.

Un poco de historia

Fritsch y Hitzig observaron, en 1870, que al estimular mediante corriente galvánica determinadas áreas laterales de cerebros descubiertos se producían movimientos en el lado opuesto del cuerpo. En 1875 Caton publicó sus estudios sobre los fenómenos bioeléctricos en los hemisferios cerebrales de ratones y monos, expuestos por craniectomía, confirmando que el cerebro era capaz de producir corrientes eléctricas.

Hacia finales del siglo XIX se tenían suficientes pruebas de que el cerebro poseía propiedades eléctricas comparables a las encontradas en el nervio y en el músculo. En 1913, Prawdwicz-Neminski fue el primero que registró lo que llamó *"electrocerebrograma"* de un perro. Aunque no fue hasta 1928 cuando Hans Berger descubrió lo que denominó *"ritmo de Berger"*, origen del actual electroencefalograma (*EEG*).

Electroencefalografía

Como se ha comentado ya, la electroencefalografía es la exploración neurofisiológica que, mediante el registro de la actividad bioeléctrica cerebral en condiciones basales de reposo, en vigilia o sueño, y durante diversas activaciones (habitualmente hiperventilación y fotoestimulación), analiza la **actividad cerebral**.

Ondas y ritmos EEG en vigilia

Las ondas resultantes en el EEG de la actividad neuronal se clasifican típicamente según sus respectivas frecuencias y representan un estado cerebral.

Ondas Alfa: 8 a 13 Hz. 20-60 µV (50 µV promedio), aunque 100-200 µV todavía se considera normal.

Es el ritmo dominante, localizándose sobre todo en estructuras occipitales y parietales, siendo más evidentes en condiciones de relax y al cerrar los ojos.

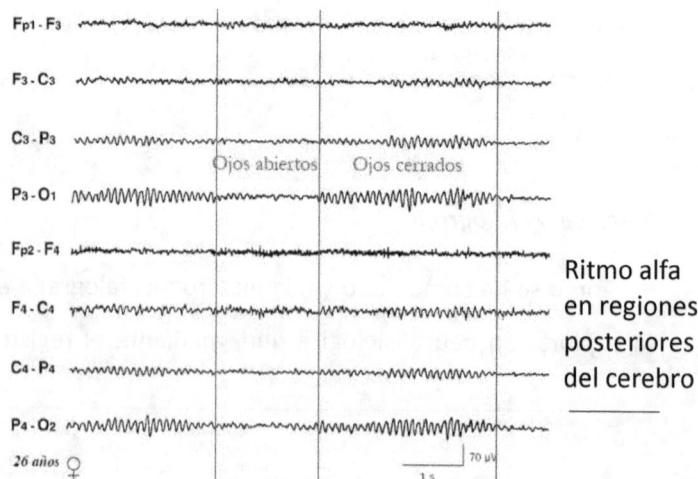

Ritmo alfa en regiones posteriores del cerebro

Ondas Beta: >13 Hz (gralmente 18-25 Hz). 5-10 µV, excepcionalmente supera los 30 µV. Aparece en aproximadamente el 20 % de las personas normales, siendo más evidente si el paciente está sometido a tratamientos con fármacos sedantes.

Su significado fisiológico no está claro, pero se supone que tiene relación con la función sensitivo-motora. En pacientes en coma es un signo de buen pronóstico.

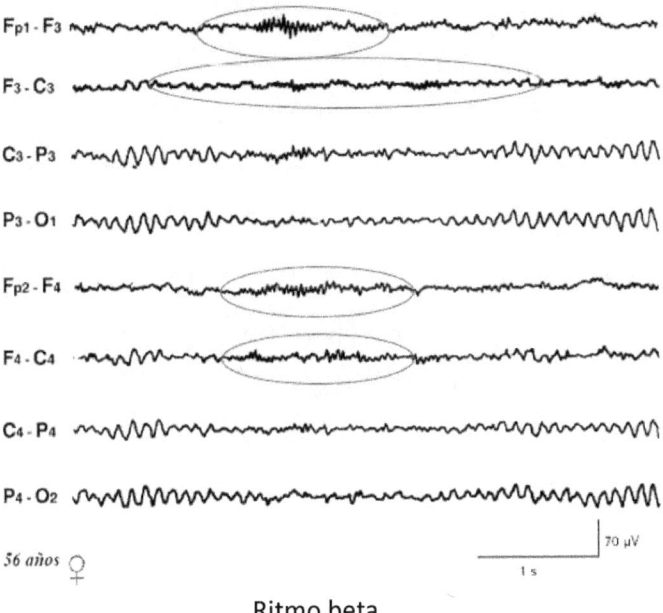

Ritmo beta

Ondas Theta: 4 a 7,5 Hz. Baja amplitud. Normalmente están asociadas con las primeras etapas de sueño, fases 1 y 2. Se generan tras la interacción entre los lóbulos temporal y frontal.

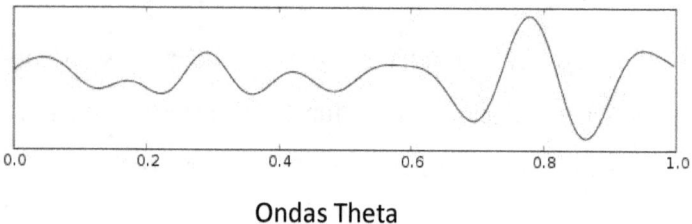

Ondas Theta

Ondas Delta: < 3,5 Hz. Normalmente están asociadas con etapas de sueño profundo, apareciendo en las etapas tres y cuatro, en casos de daño cerebral y coma. Las ondas delta se presentan en sueño profundo sin soñar y no están presentes en las otras etapas del sueño (1,2 y de movimiento rápido de ojos).

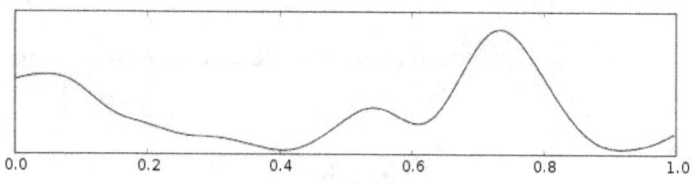

Ondas Delta

Ondas Mu: 7 a 12 Hz, usualmente 8-10 Hz (también se le llama *"alfoide"*). 20-60 µV. Trenes de pocos segundos de duración. Es el menos frecuente de los ritmos de un registro normal, y sólo se ve en un 10 % de los individuos normales. Localizado en regiones centrales, se identifica por su morfología típica en *"arcos"* y por ser suprimido si se mueve la extremidad superior contralateral.

Están vinculadas a los sistemas sensorial y motor, de forma contralateral. Sin relación con lo visual ni con la actividad mental.

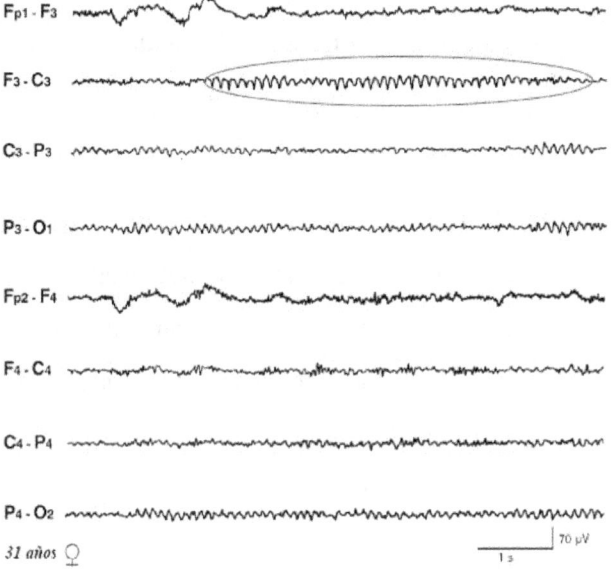

Ondas Mu

Ondas Lambda: aparecen en la región occipital, y están relacionadas con actividad visual. Se denominan también Potenciales Evocados Visuales.

Aparecen como deflexiones en regiones occipitales al realizar movimientos de búsqueda con los ojos.

- Morfología: son ondas agudas, usualmente bifásicas y de forma triangular. Son similares a los elementos agudos transitorios positivos occipitales que aparecen durante el sueño.

- Duración: 100-250 ms.

- Amplitud: en general, baja-mediana amplitud (<50 µV), pero pueden alcanzar un gran voltaje, pudiendo ser confundidas con ondas patológicas.

- Distribución: aparecen en regiones occipitales. Siempre van precedidas de un potencial generado por el movimiento ocular, que aparece en regiones anteriores, y que indica la relación entre los movimientos discriminadores de los ojos (o de búsqueda) y las ondas lambda.

- <u>Relación de fase</u>: aunque en ocasiones estas ondas pueden ser asimétricas, siempre aparecen de un modo sincrónico en los dos hemisferios.

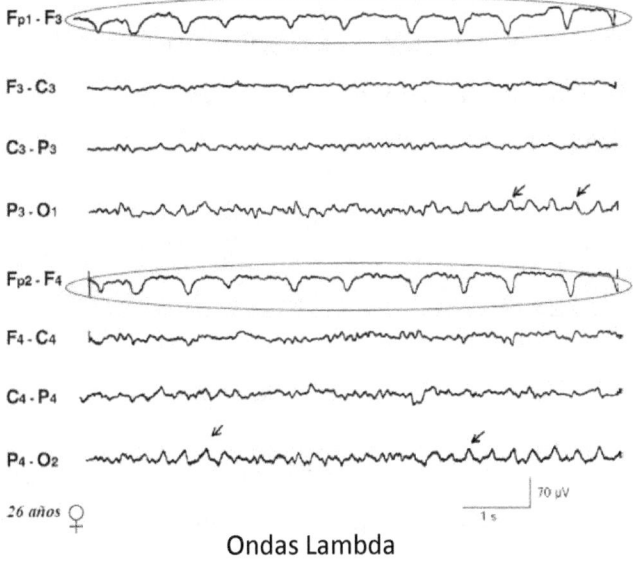

Ondas Lambda

Ondas Gamma: su frecuencia oscila entre los 25 y los 100 Hz, aunque su presentación más habitual es a 40 Hz. Se ha teorizado que las ondas gamma podrían estar implicadas en el proceso de percepción consciente, pero no hay acuerdo unánime al respecto.

Fueron desconocidas hasta el desarrollo de la electroencefalografía digital, dado que las limitaciones de la electroencefalografía analógica solamente permitían medir y registrar ritmos más lentos que 25 Hz (esto es, de menos hercios). Uno de los primeros informes al respecto procede de un estudio con monos del año 1964, en el que se realizaron grabaciones de la actividad eléctrica de unos electrodos implantados en la corteza visual.

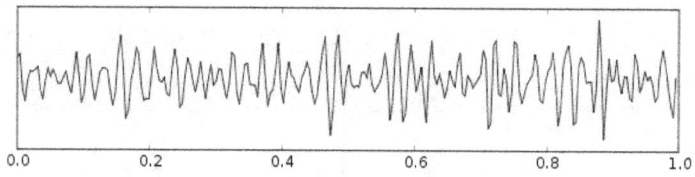

Ondas Gamma

(Imágenes de las Ondas EEG originales de Ing. Diego Beltramone o de la WIKIPEDIA)

Técnica para la electroencefalografía

La actividad bioeléctrica cerebral puede captarse por diversos procedimientos:

- Sobre el cuero cabelludo.

- En la base del cráneo.

- Sobre el cerebro expuesto.

- En localizaciones cerebrales profundas.

Para captar la señal se utilizan diferentes tipos de electrodos:

- *Electrodos superficiales: colocados* sobre el cuero cabelludo. Pueden ser adhesivos, de contacto, en casco de malla y de aguja (para recién nacidos y en UCI). Todos registran solamente la convexidad superior de la corteza.

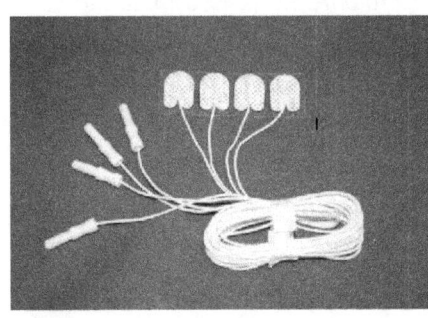
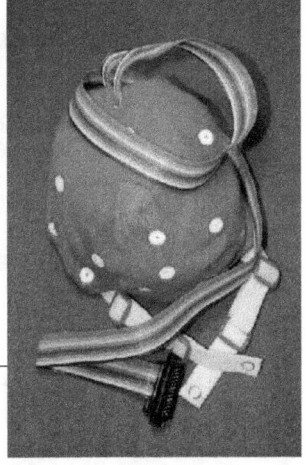

Electrodos adhesivos (arriba) y casco (Gorro - cap) (derecha).

- *Electrodos basales*: como el faríngeo, el esfenoidal y el timpánico. Se aplican en la base del cráneo sin necesidad de procedimiento quirúrgico.

- *Electrodos quirúrgicos:* para su aplicación es precisa la cirugía y pueden ser corticales o intracerebrales.

El registro de la actividad bioeléctrica cerebral recibe distintos nombres según la forma de captación:

- *Electroencefalograma* (*EEG*): cuando se utilizan electrodos de superficie o basales.

- *Electrocorticograma* (*ECoG*): si se utilizan electrodos quirúrgicos en la superficie de la corteza.

- *Estereo Electroencefalograma* (*E-EEG*): cuando se utilizan electrodos quirúrgicos de aplicación profunda.

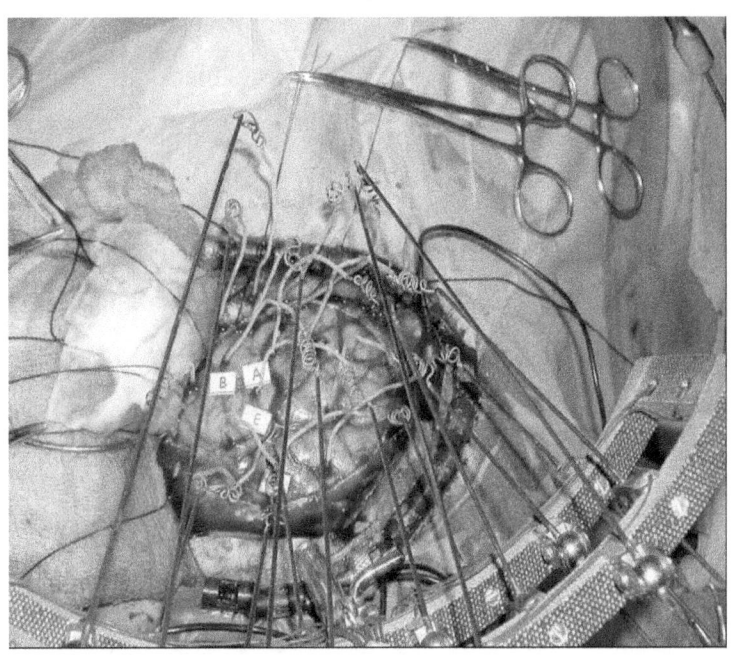

Electrodos quirúrgicos de aguja para realización de electrocorticograma (fotografía original: Ing. Diego Beltramone).

Electroencefalografía y Anestesia

La electroencefalografía se utiliza en los quirófanos desde principios del año 1930 fundamentalmente en la cirugía de la epilepsia, en la endarterectomía carotídea, en la cirugía de los aneurismas cerebrales y en las intervenciones que requieren de una supresión de la actividad cortical como protección cerebral, como sería el caso del coma barbitúrico o en las situaciones de hipotermia profunda.

Para una correcta interpretación del EEG hay que tener presentes las situaciones fisiológicas que pueden afectar la frecuencia y amplitud de las ondas electroencefalográficas:

- La *hipocapnia*, que produce alcalosis respiratoria y conduce a un enlentecimiento del EEG como consecuencia de la isquemia cerebral.

- La *hipercapnia*, que tiene inicialmente el efecto contrario y produce una activación del EEG (aumento de la actividad alfa). Si se mantiene la hipercapnia se produce un enlentecimiento.

- La *hipotermia* inferior a 35ºC, que produce un enlentecimiento progresivo de la actividad cortical y por tanto un enlentecimiento del EEG. En situaciones de hipotermia severa aparecen salvas-supresión.

- La *hipoxemia* con una PaO2 menor de 50-60 mmHg, que puede producir inicialmente una activación del EEG, seguido por un posterior enlentecimiento hasta llegar al silencio eléctrico a medida que cae la oxigenación.

- La *hipoglicemia*, que produce una disminución del ritmo alfa, que puede conducir a una actividad epileptógena.

- La *hipocalcemia* que puede producir crisis epilépticas.

- La *hiponatremia* que en situaciones severas conduce a un enlentecimiento del EEG.

- La *edad*, observándose un predominio de frecuencias bajas en neonatos y niños, mientras que en la madurez existe un predominio de ondas alfa y beta. En los pacientes de edad avanzada aparece una disminución de estas ondas con una disminución global de la amplitud y del voltaje.

- La *hipovolemia*, que conduce a un enlentecimiento del EEG y en casos graves a la aparición de salvas-supresión.

Acción de los agentes anestésicos sobre el EEG

Los agentes anestésicos tienen una gran variedad de efectos sobre el EEG, por lo que su interpretación es difícil. Esto, junto con la complejidad de los antiguos equipos de electroencefalografía, ha limitado de forma importante su uso en el quirófano.

La inducción anestésica produce inicialmente una fase excitatoria con un aumento en el número de ondas rápidas (actividad beta). Según profunza la anestesia, las frecuencias del EEG disminuyen con un predominio de actividad delta y theta. Profundidades anestésicas mayores conducen hacia un patrón de salvas de supresión eléctrica hasta aparecer finalmente un patrón isoeléctrico o silencio eléctrico.

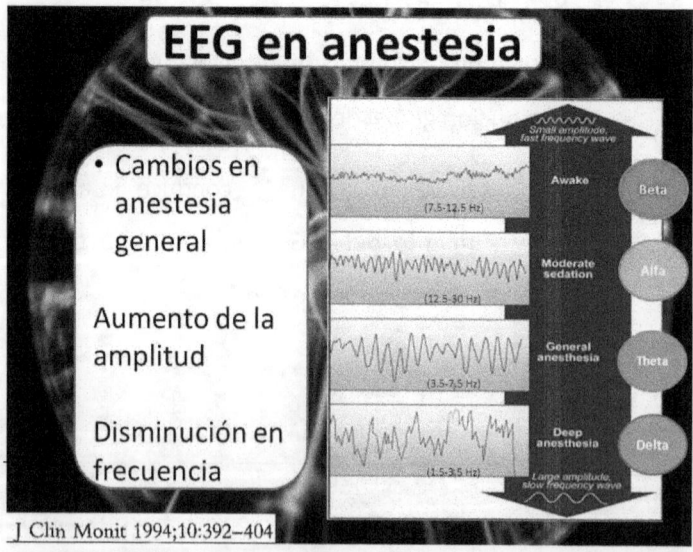

J Clin Monit 1994;10:392–404

Los *fármacos anestésicos* producen unos cambios característicos en el trazado del EEG, según el tipo de fármaco administrado:

- El paciente consciente con los ojos cerrados presenta en la región posterior un predominio de actividad con ritmo alfa (8-13 Hz), y en la región anterior un predominio de ritmo beta (18-25 Hz) mezclado con pequeñas cantidades de ritmo theta (4-7 Hz).

- Las *benzodiacepinas* tienen un efecto bifásico, de modo que a dosis bajas producen un aumento de las frecuencias rápidas sobre todo de las ondas beta, y a dosis altas producen de forma inconstante un enlentecimiento del EEG debido a una gran variabilidad de respuesta entre individuos

- Los *mórficos* producen, en general, un enlentecimiento progresivo del EEG, relacionado con la concentración del fármaco. A dosis altas disminuyen las ondas rápidas y aparecen ondas de frecuencia baja y de gran amplitud (ritmo delta), sin ondas rápidas ni salvas de supresión cerebral.

- Los **agentes endovenosos**, tipo Propofol y tiopental, provocan los tres tipos de modificaciones en el EEG (frecuencias rápidas, enlentecimiento, salvas-supresión).

- La **ketamina** a dosis anestésicas provoca un aumento de las frecuencias rápidas.

- Con respecto a los **anestésicos inhalatorios**, el efecto depende del agente anestésico utilizado. Estos fármacos y su efecto sobre el EEG serán analizados en profundidad más adelante.

El **estímulo quirúrgico**, por otra parte, produce una activación del EEG, por lo que se requieren concentraciones más elevadas del agente anestésico para conseguir una actividad cortical disminuida.

Sin embargo, ha sido descrito un efecto de _despertar paradójico_ (paradoxical arousal) como consecuencia del estímulo quirúrgico, que se traduce en un aumento de las ondas lentas tipo delta en el EEG.

Análisis biespectral del EEG

Se han usado varios parámetros derivados del EEG para describir los efectos que producen los antestéicos sobre el mismo. La mayoría de estos parámetros se basan sobre el análisis espectral del EEG.

El análisis espectral transforma un segmento de mediciones del EEG en un grupo de números en el dominio de la frecuencia (espectro de poder).

El análisis biespectral (*BIS*) corresponde a un análisis computerizado de las ondas electroencefalográficas que retiene la información de la interdependencia de las frecuencias. Tal análisis ayuda a determinar la información acerca del estado hipnótico o componentes sedantes de la anestesia general contenidos en el EEG. El BIS está basado sobre una combinación de parámetros en el dominio del tiempo, dominio de la frecuencia y subparámetros espectrales de segundo orden. Este parámetro está optimizado por una base de datos que correlaciona niveles de hipnosis o sedación definidos en una escala que va del 100 (despierto) al 0 (EEG isoeléctrico).

El análisis biespectral incluye además el estudio de la biocoherencia o acoplamiento entre diferentes tipos de ondas. El registro electroencefalográfico en este caso analiza **tres variables** diferentes que son: la relación Beta, el porcentaje de supresión o BSR *"burst supression ratio"*, junto con la QUAZI supresión cerebral y la sincronización rápida-lenta:

- La *relación beta* corresponde al logaritmo relación de potencia entre dos bandas de frecuencias (log P 30-47hz /P 11-20Hz).

- El *porcentaje de supresión cerebral* se calcula como la fracción de tiempo donde existe silencio eléctrico (el voltaje del EEG no excede de 5 mV).

- La *QUAZI supresión cerebral* incorpora las ondas muy lentas (<1.0 mV) derivadas del análisis de supresión cerebral que podrían interferir al exceder el voltaje que se incluye como criterio de silencio eléctrico.

- La *sincronización rápida-lenta* es la contribución del análisis biespectral.

Estos registros se han recogido a partir de miles de pacientes sometidos a diferentes técnicas anestésicas, extrapolando la información clínica relacionada con los diferentes niveles de anestesia, como la respuesta verbal frente a una orden, el recuerdo intraoperatorio, la respuesta hemodinámica frente a un estímulo quirúrgico, etc. La integración de estas tres variables se realizó mediante análisis estadístico multivariante, correlacionándolas con los diferentes niveles de sedación y obteniendo de esta manera un solo parámetro, el índice biespectral o BIS.

BIS

Como se he dicho anteriormente, el BIS (índice biespectral) es un parámetro electroencefalográfico que presenta unos valores acotados entre 0-100, y se relaciona inversamente proporcional con la profundidad anestésica. Además, se correlaciona adecuadamente con el metabolismo cerebral, con la hipnosis o sedación, y con la pérdida de conciencia, ausencia de recuerdo y de la memoria.

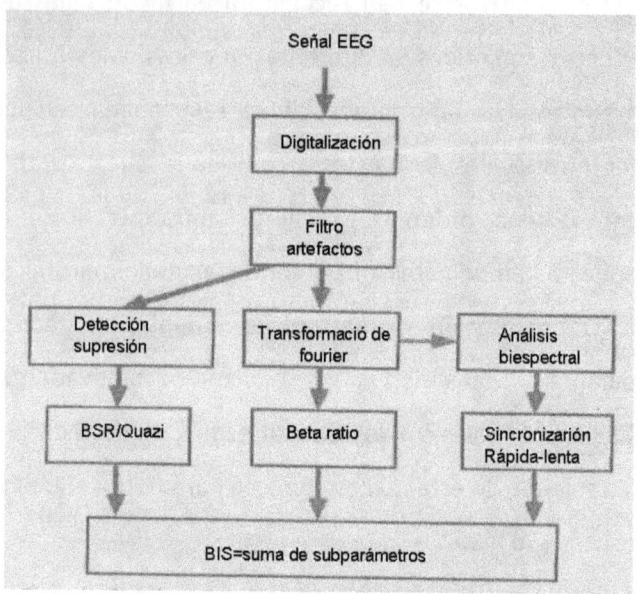

Esquema de cálculo del índice biespectral (*BIS*).

Adaptado de Rampil I. Anesthesiology; 89: 980-1001.

Otros parámetros electroencefalográficos, como el LE (límite espectral) no presentan este comportamiento lineal, sino que ofrecen un comportamiento bifásico. Esto significa que aparecen valores del LE más elevados en situaciones de anestesia superficial y en situaciones de supresión cerebral donde en realidad estaríamos frente a niveles de sedación de máxima profundidad.

El BIS ofrece la ventaja de estar definido a partir de diferentes niveles de anestesia. Además, es un sistema de fácil utilización, semejante al de la pulsioximetría, y no requiere deconocimientos específicos de la técnica de electroencefalografía por parte del anestesiólogo.

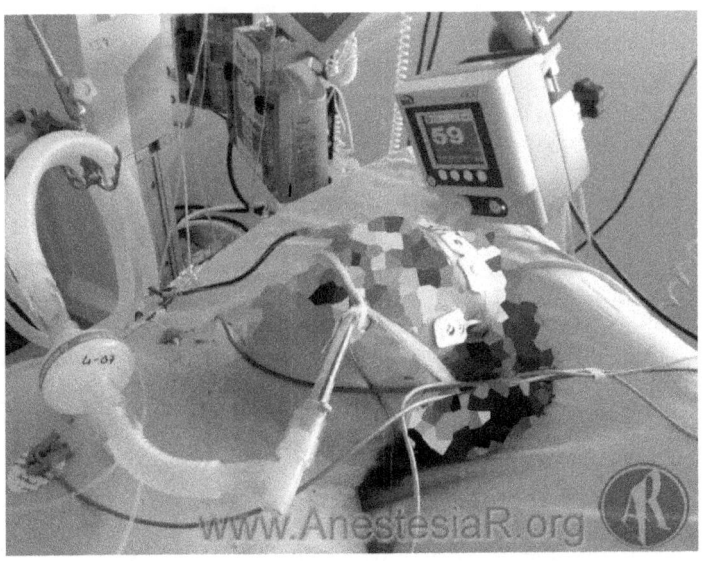

(Imagen original cortesía de AnestesiaR)

Capítulo 2.- Nociones Básicas sobre los

Anestésicos Inhalatorios

Introducción

El óxido nitroso fue el primer gas que se utilizó como anestésico en 1844. Luego le siguieron el eter etílico en 1846 y el cloroformo en 1847, marcando los inicios de la Anestesiología actual.

La Anestesia General se define como un estado especial de inconsciencia, insensibilidad al dolor y depresión de los reflejos somáticos y musculares, conseguido mediante la administración de agentes intravenosos o inhalatorios.

Durante la misma el paciente es incapaz de despertar a pesar de que se provoque un estímulo sobre él. Estos estímulos pueden ser simplemente sonoros (exploraciones radiológicas en niños, como el TAC o la RM), o dolorosos (manipulación de una articulación o fractura, cirugía, etc.), en cuyo caso será necesario unir analgesia a la hipnosis añadiendo un analgésico opiáceo mayor.

Si además se necesita una relajación de los tejidos que van a ser manipulados, se planteará el uso de relajantes neuromusculares.

Acción de los Anestésicos sobre el EEG

Los anestésicos generales producen un efecto dosis dependiente sobre el electroencefalograma (*EEG*), ocasionando un incremento en el poder combinado con una disminución en la frecuencia promedio del EEG.

Los *anestésicos inhalatorios* actúan sobre la transmisión neuronal a través de las regiones sinápticas, incluidos los axones aferentes al terminal nervioso y modifican la transmisión axonal sináptica a nivel pre y postsináptico, pudiendo disminuir, aumentar o no modificar la liberación de neurotransmisores a esos niveles.

Sin embargo, las principales acciones de los anestésicos inhalatorios no pueden explicarse por la deplección o no de un único neuromodulador en el SNC (acetilcolina, catecolaminas, serotonina, adenosina, GABA, nucleótidos cíclicos, glutamato, opiáceos endógenos y calcio).

Probablemente la anestesia resulta de un estado de equilibrio entre muchos sistemas neuromoduladores diferentes, con una posible acción única a nivel molecular (regiones celulares hidrófobas y polares) y con proteínas neuronales.

Comportamiento de la actividad cerebral durante la anestesia

Como hemos visto, las ondas cerebrales tienen una intensidad que oscila entre 10 y 50 milivoltios y se clasifican con base en la frecuencia de su oscilación.

En la persona conciente, el registro de las ondas electroencefalográficas se caracteriza por una actividad rápida irregular de baja frecuencia, con una dominancia de ondas con 13 Hz de frecuencia (ondas alfa 8-13 Hz).

La pérdida de la conciencia inducida por los agentes hipnóticos y la sedación con Benzodiazepinas produce cambios en las ondas cerebrales.

En el caso de la sedación, se observan ondas tipo beta (13-20 Hz).

Con la anestesia profunda, inicialmente se observan ondas con una frecuencia correspondiente a las ondas theta (4-7.5) y luego ondas delta (0,1-3,5) hasta que sólo visualiza una línea isoeléctrica durante la anestesia profunda. Es decir, en anestesia se pasa de ondas alfa, a ondas theta, luego a delta y finalmente a la línea isoeléctrica

En la imagen siguiente se representa el espectro de las ondas con su respectiva frecuencia (parte superior) y registro de los cambios que suceden bajo anestesia general y durante la inducción anestésica con Sevofluorano en altas concentraciones..

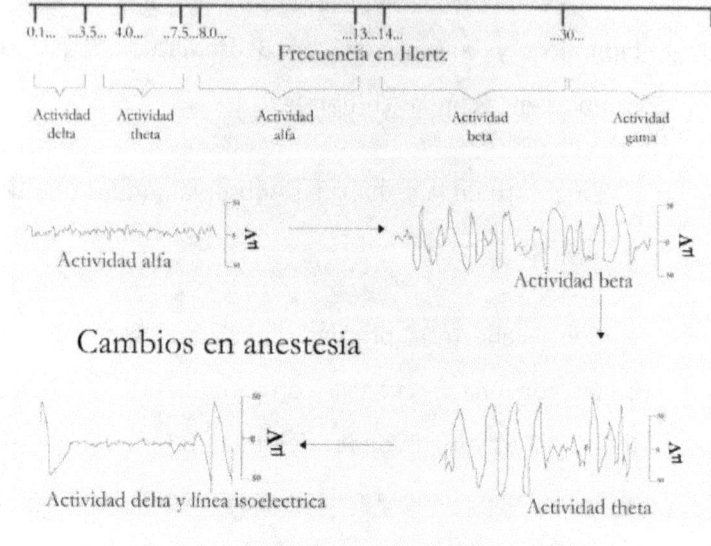

En el caso de la sedación, se observan ondas tipo beta (13-20 Hz); pero con anestesia profunda inicialmente se observan ondas con una frecuencia correspondiente a ondas theta (4-7.5) y luego por ondas delta (0,1-3,5) hasta que sólo se visualiza una línea isoeléctrica.

Es decir, en anestesia se pasa de ondas alfa, a ondas theta, luego a delta y finalmente a una línea isoeléctrica.

En inducción con Sevofluorano a altas concentraciones muestra un patrón similar al descrito pero con una excepción: cuando se pierde el reflejo parpebral, el electroencefalograma muestra un breve incremento de actividad beta (14-40), la cuál es seguido por ondas con una frecuencia de menos de 2Hz al final del segundo minuto de iniciada la inducción donde se acelera la predominancia de ondas delta (2-4 Hz).

Es decir, primero hay un efecto parecido cuando se aplican sedantes (aparición de ondas beta) y luego pasa directamente a ondas delta sin presentar las ondas theta, como sucede en el caso de una anestesia estándar.

El registro electroencefalográfico durante la inducción y la anestesia profunda con el Sevofluorano muestra un patrón similar al descrito.

Sin embargo, se han puntualizado algunas variaciones: cuando se realiza una inducción con Sevofluorano al 7% ó al 8% mezclado con oxígeno y óxido nitroso (50:50), una vez que se pierde el reflejo parpebral, entre 30 y 60 segundos después de haber empezado al inducción, el electroencefalograma muestra un breve incremento de actividad beta (14-40), que es seguida por ondas con una frecuencia de menos de 2Hz y al final del segundo minuto de iniciada la inducción se acelera la predominancia de las ondas delta (2-4 Hz) hasta que las pupilas están mióticas y centradas.

Es decir, primero hay un efecto parecido al que sucede cuando se aplican sedantes (aparición de ondas beta) y luego se pasa directamente a ondas delta, sin presentar las ondas theta que se observan en una anestesia estándar. Estos fenómenos se observan con concentraciones de Sevofluorano de 2 C.A.M. Durante la anestesia profunda con Sevofluorano, también se pueden observar ondas delta (1-4 Hz) intercaladas con ondas semejantes a las que se presentan durante la actividad convulsiva (ondas en espiga) de diferente morfología, sin cambios ni signos clínicos.

Los cambios en los electroencefalogramas son más frecuentes en los niños que reciben medicamentos anticonvulsivantes y cuando se hiperventila el paciente, principalmente en pacientes con edades entre los 3 y los 12 años. En contraste, son menos frecuentes en los niños que se premedican con Benzodiazepinas.

Una hipótesis, que se apoya en la similitud entre la estructura molecular del Sevofluorano y el Enfluorano, expone que el fenómeno es bifásico y que depende de la activación de los receptores NMDA, la cual es dosis dependiente. Pero, esta teoría no se ha podido comprobar hasta la fecha.

Anestésicos Halogenados

Se conoce que los anestésicos halogenados actúan tanto a nivel de la médula espinal como en el cerebro y que, concretamente, el tálamo juega un papel primordial en la inconsciencia producida por estos anestésicos. Parece que los halogenados actúan, entre otros lugares, sobre:

- Los canales iónicos de K+, Na+ y Ca++, activados por voltaje, ATP o Ryanodine, alterando su excitabilidad, comportamiento y fisiología.

- El receptor GABAA (gamma-aminobutírico tipo A), aumentando la permeabilidad celular al calcio, que produce una hiperpolarización de la célula, con aumento de la inhibición celular y tendencia a la sedación (aunque la descerebración no modifica las necesidades anestésicas).

- Los receptores Nicotínicos y Glutamato NMDA, aumentando la permeabilidad al calcio. Esta acción tiene que ver con la memoria de asociación y con la percepción del dolor (nonicepción).

- Los receptores de serotonina, produciendo un aumento de la excitación por inhibición de la corriente lenta del K+, que juega un papel en el desarrollo de emesis tras la anestesia.

- Los Glutamato NMDA y AMPA/Kainato, en los que producen inhibición del Mg++, que tiene relación con la percepción dolorosa, la memoria y el aprendizaje.

- La tomografía por emisión de positrones (*PET*) ha ayudado a conocer algunas de estas acciones, así como la función de la corteza frontal y parietal, en relación con la amnesia durante la anestesia.

Acto Anestésico

El acto anestésico es la producción de un estado anormal para satisfacer las necesidades de la cirugía o de un procedimiento diagnóstico, por ello es importante entender los signos que indiquen haber alcanzado la anestesia óptima y los métodos para poder conseguir su reversibilidad.

De forma arbitraria podemos dividir el acto anestésico en **tres fases** que tienen lugar en el quirófano y una cuarta fase que correspondería al momento del traslado del paciente a la unidad de reanimación postoperatoria. Las tres fases quirúrgicas corresponden a la *inducción* anestésica, al *mantenimiento* anestésico y a la *recuperación* anestésica.

La inducción anestésica, como se verá más adelante, se caracteriza por una rápida pérdida del nivel de consciencia hasta una progresión a un plano anestésico-quirúrgico ligero. Durante esta fase es básico el mantenimiento de la vía aérea con una adecuada ventilación y una preservación de la función cardiovascular.

En la fase de inducción anestésica se han distinguido clásicamente cinco niveles en relación al grado de profundidad alcanzado y que se diferencian desde el punto de vista clínico.

El nivel de depresión-excitación es el momento de mayor riesgo para la aparición de complicaciones, siendo importante su conocimiento para su prevención. Las complicaciones que pueden observarse son: el laringospasmo, las secreciones abundantes, la regurgitación gástrica, la broncoaspiración y la depresión circulatoria con hipotensión arterial.

La inducción anestésica puede realizarse con fármacos endovenosos o bien con fármacos de administración inhalatoria.

Profundidad de la Anestesia

En 1937 Guedel hizo una descripción clínica de la anestesia con éter y definió *4 estadíos* basándose en la descripción de signos físicos como son el tono muscular, el patrón respiratorio y los signos oculares.

- El *primer estadío,* llamado *de analgesia,* se caracterizaba por un patrón respiratorio lento y regular producido por el diafragma y los músculos intercostales y con la presencia del reflejo corneal.

- En el *segundo estadío* o *de delirio* el paciente presentaba una excitación y actividad desinhibida con una ventilación irregular y la presencia del reflejo palpebral y del reflejo fotomotor. Este estadío representaba la fase de mayor riesgo de laringospasmo, de vomito o de arritmias.

- El *tercer estadío* es el que correspondía al estadío quirúrgico y a su vez se subdividía en cuatro planos graduales de menor a mayor profundidad.

– El *cuarto estadío* correspondía al estado de parálisis respiratoria y colapso cardiovascular con pupilas midriáticas.

Estadío	Tono muscular	Respiración	Movimiento ocular
1 Analgesia	Normal		Ligero
2 Excitación	Normal a elevada		Moderado
3	Ligeramente relajado		Ligero
	Moderadamente Relajado		Ninguno
	Marcadamente relajado		Ninguno
	Marcadamente relajado		Ninguno
4 Parálisis respiratoria	Flaccidez		Ninguno

Estadios de Guedel para la anestesia con éter. Estadio 1 caracterizado por analgesia y consciencia. Estadio 2, el paciente comienza a estar inconsciente, la respiración es errática y puede existir una situación de delirio. Estadio 3 aparece la situación de anestesia quirúrgica, con cuatro planos diferenciados, hasta el momento de alcanzar un respiración debilitada. Estadio 4 se caracteriza por la parálisis respiratoria y la muerte. Otros signos incluyen el tamaño de la pupila. Adaptado de Antognini JF, Carstens E. Br J Anaesth 2002; 89: 156-66)

Según la profundidad se pueden ditinguir **4 PERIODOS** durante la Anestesia General:

1. **PERIODO I o de INDUCCIÓN o ANALGESIA o AMNESIA**

– Comienza con la inducción anestésica y dura hasta la pérdida de conciencia.

– Existe analgesia y amnesia.

- Corresponde a la acción del anestésico sobre los centros corticales.

- En este periodo:

  ▪ La respiración suele ser normal.

  ▪ La pupila es de tamaño normal y reactiva.

  ▪ Los globos oculares conservan su motilidad voluntaria.

  ▪ Los reflejos están presentes y el tono muscular conservado.

  ▪ El pulso y la TA pueden estar aumentados por miedo, estrés, apresión, etc.

  ▪ El EEG muestra ondas rápidas de bajo voltaje, como en los estados de alerta.

2. **PERIODO II o de EXCITACIÓN o DELIRIO**

- Se caracteriza por excitación desinhibida y respuestas potencialmente peligrosas a estímulos nocivos, incluyendo vómitos, laringoespasmo, HTA, taquicardia y movimientos incontrolados.

- Corresponde a la acción de los anestésicos sobre los centros superiores, con liberación de los inferiores.

- En este periodo:

  - La respiración es rápida e irregular y con fases de apnea.

  - La pupila está dilatada pero reactiva y la mirada divergente.

  - Los globos oculares conservan su motilidad, con movimientos rápidos e irregulares.

  - Los reflejos están conservados y exagerados y el tono muscular conservado y aún aumentado

  - El pulso y la TA están elevados.

  - En el EEG aparecen ondas de alto voltaje y menor frecuencia que en el periodo I.

3. **PERIODO III o de ANESTESIA QUIRÚRGICA**

- Constituye la profundidad anestésica deseada.

- La anestesia se considera suficiente cuando la estimulación dolorosa no genera reflejos somáticos o respuestas autonómicas indeseables (HTA, taquicardia).

- Corresponde a la depresión de los centros del tronco diencefálico y médula.

- Se divide, a su vez, en 4 planos:

Plano I

- La respiración es regular y profunda, con movimientos laterales de los ojos.

- En este plano se realizan intervenciones quirúrgicas sencillas y neurocirugía.

Plano II

- Disminuye la profundidad de la respiración y hay fijeza de los globos oculares.

- En este plano se realiza la cirugía mayor, pero la apertura y cierre del abdomen requiere otro plano más profundo.

Plano III

- Disminuye la respiración torácica y aumenta la abdominal.

- En este plano es requerido para abrir y cerrar abdomen (hay abolición del reflejo peritoneal y flaccidez de los músculos de la pared abdominal) y para cirugía obstetro-ginecológica (hay relajación uterina).

Plano IV

- Parálisis completa de los músculos intercostales y respiración abdominal diafragmática reducida.

- En este plano sólo se realizan intervenciones torácicas o abdominales con respiración profunda.

4. PERIODO IV o de PARÁLISIS BULBAR o SOBREDOSIS

- Referido habitualmente a los estados demasiados profundos.

— Corresponde a la acción depresora de los anestésicos sobre los centros bulbares, lo que pone en peligro la vida del paciente.

— Comienza con la detección respiratoria y termina con el paro cardíaco.

— En este estado:

   ▪ La respiración es superficial o ausente.

   ▪ Las pupilas están dilatadas y no reactivas.

   ▪ Hay hipotensión, que puede progresar a insuficiencia respiratoria.

— Al terminar la administración del anestésico inhalatorio, el paciente pasará por los períodos descritos pero en orden inverso.

Clasificación de los Anestésicos Inhalados

Los anestésicos inhalados pueden ser líquidos volátiles o gases.

Los anestésicos inhalatorios volátiles *halogenados* pueden dividirse en:

– **FLUORADOS:**

   1.- Tipo Eter: Metoxifluorano y Enflurano (ambos retirados del mercado), Isofluorano, Sevofluorano y Desfluorano.

   2.- Tipo Hidrocarburo: Halotano.

– **NO FLUORADOS:**

   1.- Tipo Eter: Cloruro de Etilo, utilizado como anestésico local.

   2.- Tipo Hidrocarburo: Cloroformo y Tricloroetileno, ambos en desuso.

Por otra parte, los *gases anestésicos* se clasifican en:

– **INORGÁNICOS**: Oxido Nitroso (N_2O), Xenon

– **ORGÁNICOS**: Ciclopropano (sin aplicación clínica hoy en día por su alto poder explosivo), Etileno.

Los anestésicos inhalatorios tienen *características farmacocinéticas* ventajosas que permiten un ajuste rápido de la concentración eficaz, ya que la concentración espirada está en relación directa con la arterial.

La ventaja que presentan en general su empleo son:

1. Sus efectos son predecibles.

2. Son agentes potentes y pueden utilizarse sólos o en combinación con O2 o en mezclas de N2O.

3. El control de la dosis a administrar es bastante simple.

4. El proceso de eliminación sigue patrones bien definidos, de forma que el tiempo de despertar puede ser conocido.

Anestesia General Inhalatoria Pura

Es aquel tipo de anestesia que tiene por objeto conseguir un estado anestésico general (perdida de conciencia [hipnosis], analgesia, amnesia, perdida de la actividad refleja y relajación muscular), haciendo respirar al paciente una sustancia narcótica en estado gaseoso o de vapor.

Los agentes anestésicos inhalados son vapores que se administran por la vía inhalatoria, y su dosificación se regula mediante un vaporizador. Después, el agente pasa desde la máquina de anestesia hacia el circuito respiratorio y, en virtud del movimiento de gases que genera la ventilación pulmonar, el caudal de gases en el cual ha sido diluido el vapor anestésico se moviliza hasta el alvéolo pulmonar. Luego, por un movimiento de difusión pasiva, atraviesa la membrana alvéolo-capilar para llegar al circuito pulmonar, donde se diluye en la sangre. El movimiento de la sangre que origina la bomba cardiaca lo conduce hasta la circulación sistémica y, por último, es llevado al cerebro, donde es captado por el tejido para ejercer su acción.

Los anestésicos inhalatorios siguen una captación y distribución particular. La presión alveolar del anestésico inhalatorio es la que determina la concentración en el resto de los tejidos del organismo, ya que todas ellas tienden a igualarse entre sí cuando existe el tiempo suficiente. Por ello, es importante conocer los factores que influyen en la concentración alveolar del anestésico inhalatorio:

- *Efecto de la ventilación:* la ventilación ejerce un efecto positivo para conseguir que la concentración inspiratoria de anestésico se iguale a la concentración alveolar del anestésico inhalatorio. Por otra parte, la concentración inspirada del anestésico influye también en la concentración alveolar, así como en la rapidez en que se puede conseguir esta concentración. Cuanto mayor es la concentración inspirada más rápida es la velocidad de elevación del agente inhalatorio.

- *Captación del anestésico inhalatorio:* El efecto de captación del anestésico por la sangre es un factor negativo de la concentración alveolar.

La captación del anestésico depende de tres factores que son la *solubilidad* del anestésico, el *gasto cardiaco* y la *diferencia entre la presión parcial alveolar y venosa del anestésico*:

- La *solubilidad* del anestésico viene determinado por su coeficiente de partición sangre/gas, a mayor coeficiente de partición mayor solubilidad en la sangre y más lenta es la impregnación cerebral del agente anestésico o lo que viene a ser lo mismo, más tardan en igualarse la presión cerebral con la presión alveolar del anestésico. El desflurano, óxido nitroso y el sevoflurano presentan los coeficientes de partición más pequeños, alrededor de 0,4 para los dos primeros, y de 0,6 para el tercero.

- El *gasto cardiaco* es un factor que determina la capacidad de extracción del anestésico de la sangre pulmonar. Cuanto mayor sea el gasto cardiaco, más rápida será la extracción y menor será la concentración alveolar del anestésico.

- El *gradiente alveolo-venoso del anestésico* es un factor que depende de la capacidad de extracción de los tejidos del anestésico.

Esta extracción de nuevo es dependiente de la solubilidad en los tejidos, del flujo sanguíneo y la diferencia de presión entra la sangre y los tejidos del anestésico. Los tejidos que son ricos en irrigación tales como el cerebro, corazón, hígado, riñón y glándulas endocrinas permiten captar un gran volumen del anestésico al inicio del acto anestésico.

Esta captación también depende de la solubilidad del anestésico inhalatorio, pero en líneas generales se consigue un equilibrio entre las presiones parciales a partir de los ocho minutos de haber iniciado su administración. A partir de este tiempo la extracción del anestésico depende del grupo muscular de tejidos. El tejido muscular y la piel son un grupo de tejidos con menor irrigación sanguínea y el equilibrio del anestésico entre estos tejidos y la sangre arterial tarda entre 2-4 horas. Un tercer tejido de depósito del anestésico es el tejido adiposo que presenta una gran afinidad por los anestésicos y el tiempo de equilibrio varía desde los 70-80 minutos para el óxido nitroso a las 30 horas para el sevolurano y halotano.

Por lo tanto, cuanto más cercano a 1 sea la relación entre la fracción alveolar o espirada del anestésico con la fracción inspirada (*FA/FI*) mayor equilibrio existe entre todos los tejidos respecto de la sangre arterial.

La Anestesia General Inhalatoria Pura se desarrolla en

3 FASES:

1. FASE PULMONAR

– El anestésico se absorve por vía pulmonar por simple difusión pasiva, en función de un gradiente de presiones.

– El ritmo de transferencia de un gas en los pulmones es:

  ▪ directamente proporcional al área disponible para difusión.

  ▪ directamente proporcional a la diferencia de presiones parciales en la fase gaseosa y la sangre capilar.

  ▪ inversamente proporcional a la distancia a lo largo de la cual tiene lugar la difusión.

– Por otra parte, la velocidad de difusión será inversamente proporcional a la raiz cuadrada de la densidad del gas (*ley de Graham*).

– Cuando se administran dos agentes inhalatorios, la mayor velocidad de captación de uno de ellos hace que el segundo se concentre, aumentando la P. alveolar y su velocidad de captación. Es el **EFECTO DEL 2º GAS.**

2. **FASE DE REPARTO O DISTRIBUCIÓN TISULAR**

    – El anestésico se disuelve en la sangre y llega a los tejidos, regulándose por:

    - *Ley de Henry:* la cantidad existente en disolución depende del coeficiente de solubilidad y de la presión parcial.

    - *Coeficiente de liposolubilidad:* regula el paso de la membrana alveolocapilar.

    - *Coeficiente de Oswald o de partición sangre-gas:* regula el volumen de distribución.

    – La distribución en los tejidos dependerá de:

    - Aporte sanguíneo a los órganos.

    - Concentración del anestésico en la sangre arterial.

- Coeficiente de partición tejidos-sangre: distribución de un agente en equilibrio entre 2 sustancias a la misma Tª, Pr y volumen.

    - Orden de reparto: CORAZÓN, CEREBRO, HÍGADO, RIÑÓN, MÚSCULOS, GRASA (orden inverso durante la eliminación).

3. FASE DE ELIMINACIÓN

- Tiene lugar cuando la presión parcial del gas en la mezcla desciende y se invierten los gradientes de presión entre tejidos-sangre, sangre-alveolo y alveolo-atmósfera.

- Pequeñas cantidades se eliminan por difusión a través de la piel y por excreción urinaria.

Breve resumen de los principales Anestésicos Inhalatorios

ÓXIDO NITROSO

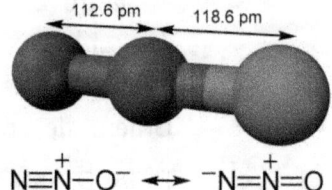

Es el agente anestésico inhalatorio más antíguo que se conoce (*"gas hilarante"*). Fue preparado por primera vez por Jonh Priestley y utilizado por Horace Wells para suprimir el dolor en las extracciones dentales.

1. **Propiedades fisico-químicas**

   – Es un gas incoloro, olor y sabor agradable (dulzón) y no irritante.

   – Es el único gas inorgánico con propiedades anestésicas y es el que más se utiliza de los anestésicos por inhalación.

   – No es inflamable ni explosivo, pero permite la combustión de otros agentes incluso en ausencia de oxígeno.

   – Es muy estable y no reacciona con la cal sodada.

– Presenta impurezas como el óxido nítrico y el dióxido de nitrógeno, siendo ambas sustancias tóxicas. Estas van a producir los siguientes *signos clínicos*:

- Cianosis: debida a la formación de metahemoglobinemia.

- Dificultad respiratoria: debido al ácido nitroso y el ácido nítrico que se forma en los pulmones y producen edema, bronconeumonía y un cuadro similar al síndrome de Mendelson.

- Insuficiencia circulatoria: secundaria a la hipoxia.

2. **Farmacología**

– Es un potente analgésico y un anestésico debil.

– Su coeficiente de solubilidad sangre/gas es de 0,47. Es decir, su inducción y recuperación es muy rápida. Necesitando una CAM de 105 vol% para alcanzar el primer plano de la anestesia quirúrgica.

Por lo que, menos del 70% de protóxido de nitrógeno en la mezcla de gas fresco no garantiza la pérdida de conciencia.

Y menos de un 30% de oxígeno no garantiza una PO2 >80 mmHg.

– Su coeficiente de solubilidad aceite/gas es de 1,4; es decir su potencia anestésica baja.

– Se elimina sin sufrir cambios en su mayor parte por los pulmones y puede producir hipoxia hipóxica por difusión alveolar.

3. **Acciones farmacológicas**

– *Aparato respiratorio:*

   ▪ Produce una débil depresión respiratoria; sin embargo, la administración de N2O al 50-70% limita de forma importante la concentración de oxígeno que puede ser aportada.

— Aparato cardiovascular

- Tiene efecto depresor sobre el miocárdio, habitualmente enmascarado por su ligera acción simpaticomimética.

— Espacios aéreos

- Produce expansión de espacios aéreos, en concreto a nivel del oído medio produce cambios de presión. Se cree que contribuye a la pérdida postoperatoria de la audición (debido a que es 35 veces más soluble en la sangre que el nitrógeno).

- Durante una anestesia prolongada, el gas difunde a cavidades como el espacio pleural, causando neumotórax a tensión.

— Sistema hematopoyético

- Produce anemia megaloblástica, ya que oxída la vitamina B12 de forma irreversible.

- Produce aplasia medular y agranulocitosis fatal con la administración prolongada.

– *Aparato gastrointestinal*

    ▪ No produce naúseas ni vómitos.

4. VENTAJAS de su empleo

– Inducción rápida de la anestesia, conveniente para urgencias (es muy seguro siempre que se suministre con suficiente concentración de oxígeno).

– No es inflamable ni explosivo, pero permite la combustión de otros agentes incluso en ausencia de oxígeno.

– No es irritante ni es emético.

– No sensibiliza al miocárdio frente a las catecolaminas.

– Produce analgesia intensa.

5. DESVENTAJAS de su empleo

– Requiere una baja concentración de oxígeno para el nivel quirúrgico de la anestesia y puede producir hipoxia por difusión.

– Es un anestésico debil.

– Produce anemia megaloblástica y en la administración prolongada puede producir aplasia de la médula ósea y agranulocitosis fatal.

HALOTANO

Su nombre sistemático es 2-Bromo-2-cloro-1,1,1-trifluoroetano. Mezclas de halotano con el aire o con el oxígeno no son ni inflamables ni explosivas.

Este hidrocarburo halogenado fue sintetizado por primera vez por C. W. Suckling de las Imperial Chemical Industries (ICI) en 1951 y fue utilizado clínicamente por primera vez por M. Johnstone en 1956.

El halotano obtuvo gran popularidad como un anestésico general no inflamable que venía a reemplazar otros anestésicos volátiles como el éter y el ciclopropano.

Los intentos de encontrar anestésicos con menos metabolismo dieron luz a los éteres halogenados como el enfluorano y el isofluorano, con una incidencia de reacciones hepáticas mucho menor que la del halotano, por lo que el uso de este anestésico se fue reduciendo entre los 1980s y 1990s en la medida que nuevos agentes anestésicos fueron popularizándose.

1. **Propiedades fisico-químicas**

- Es un líquido volátil, incoloro, olor agradable y no irritante.

- Es inestable bajo la luz. Cuando se expone a la luz varios días se descompone en ácidos halogenados, ácido ClH, ácido brómico, cloro, bromo y fosgeno.

- Una de las sustancias contaminantes es el buteno.

- Se envasa en botellas de color oscuro con timol al 0.01% como agente estabilizante.

- No reacciona con la cal sodada.

- No es inflamable ni explosivo.

2. Farmacología

- Su coeficiente de solubilidad sangre/gas es de 2,3. Es decir, su inducción y recuperación es rápida.

- Su coeficiente de solubilidad aceite/gas es de 224. Es decir, es un anestésico muy potente.

- Necesitando una concentración alveolar de 0,75 vol% para conseguir el primer plano de la anestesia quirúrgica.

- Se metaboliza en el hígado y sus productos resultantes entre ellos el trifluoracético se eliminan por la orina.

3. Acciones farmacológicas

- *Aparato respiratorio*

  - Produce depresión respiratoria.

  - No irrita la mucosa ni aumenta las secreciones y es broncodilatador.

- *Aparato cardiovascular*

  - Produce depresión del miocárdio, lo que conduce a una dismunición del GC y de la TA.

- Produce estimulación vagal del corazón dando lugar a bradicardia que cede tras la administración de atropina.

- Produce arritmias por la relación directa con el aumento del CO_2, por lo que no debe administrarse adrenalina en presencia de hipoxia e hipercapnia.

- Produce VD periférica.

- **Sistema nervioso central**

  - Aumenta la PIC.

  - Produce cefaleas.

- **Hígado**

  - Los estudios AP demuestran la existencia de una necrosis hepatocelular extensa y una vacuolización celular.

  - Los estudios farmacológicos demuestran la toxicidad del buteno, que es una inpureza del halotano, y del trifluoracético, que es uno de sus metabolitos.

- Los estudios clínicos describen un cuadro clínico de disfunción hepática tras la administración del halotano, que aparecería entre el 5 y 21 día postadministración, presentando fiebre, leucocitosis e ictericia con aumento de las transaminasas y la FA.

- *Aparato urinario*

  - Produce una disminución de la diuresis debido a la hipotensión.

  - Disminución de la liberación de la hormona antidiurética.

- *Utero*

  - Relaja el músculo uterino, por lo que es útil para la versión externa o extracción manual.

- *Músculo esquelético*

  - Tiene una acción bloqueadora neuromuscular mínima, pero refuerza la acción de los agentes no despolarizantes.

- *Escalofrios*

  ▪ Produce produce intensos espasmos llamados contracciones del halotano, relacionada directamente con su acción VD, ya que es un mecanismo compensatorio de la disminución de la temperatura.

- *Aparato gastrintestinal*

  ▪ No produce naúseas ni vómitos.

4. **VENTAJAS de su empleo**

- No produce naúseas ni vómitos.

- Su inducción y recuperación es rápida.

- No es inflamable ni explosivo

- No es irritante ni aumenta las secreciones y es broncodilatador.

- Tiene propiedades hipotensoras beneficiosas.

- Es potente y útil en planos superficiales.

5. **DESVENTAJAS de su empleo**

- Es depresor miocárdico y respiratorio.

- Produce arritmias y antagoniza los efectos de la digital.

- Es hepatotóxico y tal vez, no pueda administrarse 2 veces a un mismo enfermo.

- Produce una insuficiencia uterina para responder a oxitócicos

- Produce poca relajación muscular y tiene escasas propiedades analgésicas.

- Aumenta la PIC y produce cefaleas, escalofrios y temblores (postoperato

ISOFLURANO

El isoflurano (1-cloro-2,2,2-trifluoroetil difluorometil éter) es un éter halogenado.

Entre 1959 y 1980 el Dr. Ross C. Terrell y sus socios de Ohio Medical Products sintetizaron alrededor de 700 compuestos fluorados en un programa designado para producir mejores agentes.

El Enflurano (347) e Isoflurano (469) fueron resultado de ese programa, y se convirtieron en los pilares de la anestesia entre 1970 y 1980.

Una gran ventaja del isoflurano es que la patente que cubre su uso ha expirado, por lo tanto su uso es muy económico.

1. **Propiedades fisico-químicas**

   – Es un líquido volátil, olor etéreo y no irritante.

   – Es un líquido muy estable, ya que:

     ▪ No necesita que se le añada ninguna sustancia estabilizante (conservante).

     ▪ No se descompone ante la presencia de cal sodada ni de la luz.

     ▪ No reacciona con los metales.

   – No es inflamable ni explosivo.

2. **Farmacología**

   – Su coeficiente de solubilidad sangre/gas es de 1,4. Es decir, su inducción y recuperación será rápida.

   – Su coeficiente de solubilidad aceite/gas es de 91, es decir es un anestésico potente necesitando una concentración alveolar de 1,15 vol% para conseguir el primer plano de la anestesia quirúrgica.

– Se metaboliza en el hígado es muy pequeña cantidad 0,2% en compuestos orgánicos fluorados, tales como el trifluoroacético y en ión fluoruro, el cual es nefrotóxico, aunque en mucha menos cantidad que la procedente del metabolismo del metoxiflurano, por lo que en principio su empleo no cursa con nefrotoxicidad.

3. Acciones farmacológicas

– *Aparato respiratorio*

- Produce depresión respiratoria dosis dependiente, tanto a nivel de la Fr como del VC.

- No irrita la mucosa ni aumenta las secrecciones y es broncodilatador.

- Inhibe la VC de los vasos pulmonares a la hipoxia.

— *Aparato cardiovascular*

- Produce depresión de la contractibilidad miocárdica; no altera el GC gracias a un aumento de la Fc.

- Produce VD periférica, dando lugar a una ligera hipotensión.

- Produce una ligera disminución de la condución A-V.

- Disminuye el consumo miocárdico de O2 y las RV coronarias sin disminuir el caudal coronario. Por ello, ante vasos coronarios patológicos e hipotensión existe riesgo de ROBO CORONARIO hacia los territorios sanos, en detrimento de los sectores isquémicos.

— *Sistema nervioso central*

- Produce depresión del SNC dosis-dependiente.

- No aumenta el FSC ni la PIC.

- *Hígado*

  ▪ El riesgo de hepatotoxicidad con isoflurano es mínimo.

- *Aparato urinario*

  ▪ Disminución del FSR y del FG debido a la hipotensión.

- *Utero*

  ▪ Disminuye el tono y la actividad uterina.

- *Músculo esquelético*

  ▪ Disminuye el tono y potencia la acción de los relajantes musculares no despolarizantes.

- *Otros*

  ▪ En cuanto al riesgo de presentación de hipertermia maligna en personas susceptibles es menor que con el halotano y no aumenta la PIO.

4. VENTAJAS de su empleo

– Buena aceptación del fármaco por parte del paciente.

– Inducción y recuperación rápidas.

– No es inflamable ni explosivo.

– No es irritante ni aumenta las secreciones y es broncodilatador.

– No naúseas ni vómitos.

– Mantiene el ritmo cardíaco estable y no sensibiliza el miocárdio a las catecolaminas.

– Excelente relajación muscular.

5. DESVENTAJAS de su empleo

– Deprime el sistema cardiovascular y con la profundidad de la anestesia disminuye la TA, permaneciendo algo elevada la Fc.

– Produce temblores.

– Posibilidad de lesión aguda.

- No debe ser usado en pacientes con IR, ya que se metaboliza en una pequeña parte, en ión fluoruro.

DESFLURANO y **SEVOFLURANO**

El Desflurano (653), introducido en 1992, fue inicialmente producido a través de una síntesis potencialmente explosiva con flúor. Presentaba 2 limitaciones potenciales:

- Presión de vapor saturado cerca de 1 atm.

- 1/5 de potencia del isoflurano.

El sevoflurano (fluorometil 2,2,2-trifluoro-1 [trifluorometil]etil éter), por su parte, fue sintetizado a finales de 1960 por Wallin y sus colaboradores de Travenol Laboratories. Es un gas inestable en los absorbentes estándares de CO2, y presenta riesgo potencial de toxicidad puesto que estudios en animales mostraron que durante su metabolismo producía flúor inorgánico, sugiriendo toxicidad renal.

El sevoflurano forma al menos dos productos al degradarse en un aparato respiratorio: Compuesto A [fluorometil-2,2-difluoro-1-(trifluorometil)vinil éter] y el Compuesto B [1,1,1,3,3-pentafluoro-2-(fluorometoxi)-3-metoxipropano], en contacto con cal sodada, que absorbe el exhalado de dióxido de carbono, especialmente a temperaturas altas, cuando la soda se deseca.

Ambos gases no fueron inmediatamente seleccionados para su desarrollo comercial, y su desarrollo fue reconsiderado en 1980 por 2 caracterñisticas fundamentales:

– Rápida recuperación de la anestesia.

– La halogenación era exclusivamente con flúor, lo que producía una baja solubilidad en sangre. La ausencia de cloración confería además otras ventajas como la baja toxicidad.

Entre las carácterísticas de ambos gases encontraríamos:

- Vida media más corta, con aclaramiento más rápido (menor solubilidad) y potencia menor que el resto de halogenados.

- Poseen períodos más rápidos en la inducción anestésica. Así, el coeficiente de partición del desflurano es de 0,45, igualando el del N_2O de 0,46.

- Permiten un control más preciso de las concentraciones administradas por su escasa variabilidad con los flujos del circuito y consumo individual.

- Su eliminación también es rápida.

- El **sevoflurano** no irrita el aparato respiratorio (pediátria) mientras que el **desflurano** se usa sólo en adultos por ser irritante respiratorio (igual que el isoflurano).

- El resto de los efectos en aparato respiratorio son similares al resto de halogenados.

- Los efectos cardiovasculares son parecidos especialmente el **desflurano,** cuya similitud con el **isoflurano** es evidente.

XENÓN

54: Xenón   2,8,18,18,8

Es uno de los gases nobles, y componente de la atmósfera terrestre.

Se habla del Xenón (gas noble, inerte, inodoro, incoloro e insípido) por sus propiedades anestésicas ideales en condiciones normobáricas, ya conocidas desde hace más de 50 años.

Sin embargo, su producción para uso anestésico es muy cara, ya que su concentración en la atmósfera es muy baja, obteniéndose por licuefacción y fraccionamiento del aire.

Su coeficiente de partición *aceite/gas* es el mayor de los gases nobles 1,9, y su coeficiente de partición *sangre/gas* es muy bajo, 0,115, con una CAM de 0,71.

Difunde libremente a través de la goma de los circuitos, lo que supone una importante pérdida durante una anestesia normal con altos flujos.

Parece que su acción anestésica se debe a su interacción con las proteínas, como la mioglobina, y con las membranas celulares (inhibe la bomba de calcio) y tiene un poder anestésico muy superior al N2O.

La inducción y recuperación anestésicas son rápidas, no produce efectos secundarios.

Se ha demostrado, a nivel experimental, que no ejerce ninguna acción sobre el sistema cardiovascular ni modifica aparentemente las resistencias mesentéricas, afecta mínimamente los flujos regionales (concentraciones superiores al 60% aumentan el flujo sanguíneo cerebral y difunde a intestino y tejidos grasos), no interfiere con el metabolismo, ni sufre metabolismo en el organismo, no desencadena hipertermia maligna y no produce contaminación ambiental, lo que le convierte en el anestésico ideal.

La posibilidad de trabajar con máquinas de anestesia exentas de goma, con bajos flujos y reciclaje de gases anestésicos, abre la posibilidad de su utilización en el futuro, especialmente en pacientes con una reserva cardiaca limitada.

Resumen de las indicaciones de los Anestésicos Inhalados

Según el tipo de paciente:

— _Paciente pediátrico_, por la rapidez en la inducción y en el despertar, sobre todo en niños menores de 10 años. Se pueden producir tos, laringospasmo e hipersecreción. El _sevoflurane_ es el de elección.

— La utilización de anestésicos halogenados en el _paciente coronario_ debe ser prudente, ya que pueden disminuir el flujo coronario y el MVO2 y provocar un efecto robo que desencadene episodios isquémicos. Sin embargo, hay extensa literatura sobre sus efectos cardioprotectores frente a los episodios de isquemia.

— Los halogenados permiten intensificar rápidamente la anestesia y controlar mejor la _hipertensión_ (mediante administración de bolos inhalatorios, de concentración superior a la establecida).

— Los agentes halogenados _no tienen influencia sobre el curso de la miastenia gravis_. Su efecto miorrelajante permite evitar o reducir considerablemente la dosis de los relajantes no despolarizantes. Además, la rapidez del despertar y la ausencia de depresión respiratoria residual son ventajas adicionales de estos anestésicos.

- En paciente con *porfíria* se pueden administrar sin peligro halotano, isoflurano, sevoflurane y desflurane.

Según el tipo de cirugía:

- En *cirugía ambulatoria* la eliminación rápida de los agentes halogenados permite una recuperación rápida. Tras la anestesia con halotano e isoflurano la normalización completa de las pruebas psicométricas se consigue en cuatro horas. El desflurano y sevoflurano ofrecen resultados mejores por la inducción y el despertar rápido.

- En *Obstetricia*: la utilización de dosis bajas de estos anestésicos (la administración simultánea del 50% de protóxido de nitrógeno permite reducir la dosis de los halogenados) suprime la conciencia en la parturienta sin provocar hipotonía uterina y sin repercusiones en el recién nacido.

— En *Oftamología*: disminuyen la presión intraocular, si la PaCO2 es normal o baja. Cuando es imprescindible la utilización de colirios con adrenalina hay que evitar administrar halotano.

— En *Otorrinolaringología y cirugía Maxilofacial*: la adenoidectomia y la amigdalectomia exigen un despertar completo rápido para conseguir una protección óptima de las vías aéreas. Los halogenados posibilitan la realización de hipotensión controlada para reducir la hemorragia.

Resumen de las contraindicaciones de los Anestésicos Inhalados

- *Hipertermia maligna*: existe **contraindicación absoluta** para utilizar cualquier agente **halogenado**, incluso a concentraciones muy bajas.

- *Anestesias reiteradas*: es preferible evitar las anestesias reiteradas con halotano, debido al incremento en el riesgo de presentar hepatitis fulminante. Parece que el isoflurano, desflurano y sevoflurane pueden utilizarse sin problemas.

- *Insuficiencia hepática y renal*: el halotano se debe evitar en los pacientes con hepatopatías. En la cirugía hepática se prefiere el isoflurano ya que conserva el flujo arterial hepático. También se preferirá el isoflurano al sevoflurano en cirugías de intermedia o larga duración, en pacientes con insuficiencia renal, ya que en su metabolismo libera menos radicales flúor.

- *Neurocirugía*: no debe utilizarse ningún agente halogenado en sujetos que presenten aumento de la PIC. Si no hay elevación de la PIC el isoflurano es el que más respeta la autorregulación del FSC.

- *Hipovolemia/shock*: los **halogenados** están **contraindicados** en estos pacientes. En la cirugía hemorrágica debe realizarse una estrecha monitorización hemodinámica, ya que los efectos de estos anestésicos sobre los reflejos circulatorios agravan las consecuencias de la hipovolemia.

Tabla resumen de los efectos colaterales de los anestésicos inhalatorios sobre el organismo, que pueden llegar a ser tóxicos, y sus principales ventajas e inconvenientes.

	OXIDO NITROSO	HALOTANO	ISOFLURANO	DESFLURANO	SEVOFLURANO
TOXICIDAD	- Anemia megaloblástica Neuropatía periférica -Teratogenicidad	Disfunción hepática con exposiciones repetidas	Rara. Nefrotoxicidad : si F⁻ > 50µ M/L		Rara. Nefrotoxicidad: si F⁻ > 50 µM/L
CONTRAINDICACIONES	- Embolia gaseosa - Neumotórax - Obstrucción intestinal aguda. - Aire intracraneal - Quistes aéreos en pulmón - Burbujas de aire intraoculares - Injertos Timpánicos - Hipertensión pulmonar	-Disfunción hepatica - Masa intracraneal - Hipovolemia - Estenosis aórtica? - Administración de catecolaminas (CA) - Sensibiliza miocardio a CA - Feocromocitoma	-Hipovolemia severa	-Hipovolemia severa -Hipertemia maligna -Hipertensión intracraneal	- Hipovolemia severa - Hipertemia maligna - Hipertensión intracraneal
INTERACCIONES	- ↓ requerimientos de otros An. Inhalatorios -Potencia bloqueo neuromuscular	- Adrenalina >1.5 µg/Kg -β-bloq, antag Ca → ↑depresión cardiaca - ADT e IMAO: → disritmias y cambios de PA - Aminofilina → disritmia ventricular grave	- Potencia relajantes musculares no despolarizantes - Adrenalina > 4.5 µg/Kg	- Potencia relajantes musculares no despolarizantes	- Potencia relajantes musculares no despolarizantes

	OXIDO NITROSO	HALOTANO	ISOFLURANO	DESFLURANO	SEVOFLURANO
INCONVENIENTES	-Anestésico débil -Hipoxia por difusión - No relajación muscular	- No analgesia - Relajante uterino - Depresor miocárdico - Bradicardizante. Taquiarritmias - Hipotensor - Necrosis fatal hepática y hepatitis - Se disuelve en las tubuladuras, gomas	-Hipotensión dosis-dependiente -Aumet naincidencia de complicaciones en la inducción pediátrica	-Vaporizador especial -Olor Irritante -Laringoespasmo, tos en la inducción - No recomendable para Inducción anest. - Hipersecreción en niños -> 10%, en 2% laringoespasmo	-Inestabilidad en cal baritada - Libera fluoruro sódico -Valorar función renal - No utilizar con flujos < 1 litro
VENTAJAS	- Poderoso analgésico - No irritante - Escasa toxicidad	- Potente - Broncodilatador - Potente relajante uterino - Hipotensión terapéutica	- Potente - Broncodilatador - Excelente relajante muscular, idóneo en → Miastenia Gravis - Compatible con adrenalina	- Potente - Rápida recuperación anestésica	- Potente - Rápida Inducción. Despertar: CAM 0,7 vol % en 3 min. -Útil en Inducción anest. en pacientes con vía área difícil: → laringoscopia sin relajación — Neuroquirúrgicos

El electroencefalograma (*EEG*) refleja el estado de vigilia y de actividad metabólica a través del registro de la suma de los potenciales excitatorios postsinápticos generados por las células piramidales de la corteza cerebral. Se ha identificado a centros talámicos no específicos, que reciben su estímulo desde lasustancia reticular activadora ascendente, como los probables marcapasos del EEG, y su patrón de gatillo asincrónico se ve reflejado en la apariencia aleatoria característica del EEG.

Estos potenciales postsinápticos preceden al potencial de acción, y se inician mediante la liberación presináptica de neurotransmisores excitatorios, como el glutamato o la acetilcolina, o inhibitorios, como el GABA o la glicina. Los potenciales se suman y generan un vector medio que define la actividad eléctrica que captan los electrodos, y es esta actividad eléctrica la que se registra desde la corteza cerebral subyacente mediante 2 electrodos más un tercero, que actúa como "*tierra*", en el cuero cabelludo [1].

No existe un área eléctricamente neutral, por lo que el EEG se suele registrar mediante un dispositivo con registro bipolar, siendo el mejor registro el que utiliza 16 canales (8 canales en cada hemisferio), con los electrodos colocados según el sistema internacional. No obstante, para simplificar el registro y la interpretación del EEG la mayoría de las máquinas para la monitorización intraoperatoria sólo utilizan registros de 2 a 4 canales, y suele ser suficiente usar una sola derivación bifrontal con 3 electrodos de superficie, que pueden ser los mismos utilizados para el ECG de los recién nacidos.

La amplitud de las ondas registradas se atenúa en la superficie, pues el registro directo sobre la corteza cerebral (electrocortigrama) muestra amplitudes entre

Tabla 1.- Ondas del EEG.		
Onda	Frecuencia	Estado
Beta	14 - 40 Hz	- Alta frecuencia. - Baja amplitud. - Despierto.
Alfa	8 - 13,5 Hz	- Frecuencia media. - Amplitud mayor. - Despierto ojos cerrados.
Theta	4 - 7,5 Hz	- Baja frecuencia. - Bajo Anestesia General.
Delta	0 – 3,5 Hz	- Muy baja frecuencia. - Funciones deprimidas (coma, anestesia profunda, isquemia, infarto).

500 a 1.500 microvoltios (μV), registrándose entre 10-100 μV. Las ondas resultantes de la actividad neuronal se clasifican según sus respectivas frecuencias de oscilación y representan un estado cerebral (tabla 1).

En el EEG del adulto normal consciente el rango de frecuencias registrado se caracteriza por una actividad rápida irregular de baja frecuencia con una dominancia de ondas con 13 Hz., aunque con variaciones que van desde 0,1 a 100 Hz., y que se divide en 4 bandas:

- Delta (por debajo de 3,5 Hz.).

- Theta (entre 4 a 7,5 Hz.).

- Alfa (entre 8 y 13,5 Hz.).

- Beta (entre 14 a 40 Hz.).

El ritmo Beta es el más común, apareciendo registro en todos los adultos con pequeñas variaciones de distribución en la superficie y sin reactividad sensorial. También suele aparecer un ritmo Alfa, aunque no se observa hasta en un 25%, y está presente principalmente en las regiones posteriores, bloqueándose durante la estimulación sensorial, al abrir los ojos o durante la actividad mental. El ritmo Theta apenas está representado y no se organiza en ritmos, aunque en los niños es muy frecuente y se manifiesta hasta la adolescencia.

Las Ondas Delta aparecen durante las distintas fases del sueño. Así, durante el Sueño superficial (Estadio 2), que representa hasta un 40-60% del tiempo total de sueño, aparece una actividad de fondo en general algo más rítmica, de frecuencias mixtas (2-7 Hz.), de bajo voltaje y sincrónicas, estando presente una actividad Theta y Delta en ≤ 20% del trazado.

Durante el Estadio 4, el Sueño profundo, que supone un 10-15% del tiempo total de sueño, el EEG revela únicamente actividad Delta (< 2 Hz.) de alto voltaje (> 75 μV), que está presente más del 50% del tiempo en un intervalo del registro.

Las pautas descritas anteriormente son las más comunes en pacientes entre los 18 y los 60 años de edad, sin enfermedad neurológica o cerebrovascular [2,3]. En el paciente geriátrico, sin embargo, hay un mayor número de ondas Delta, y la frecuencia media en la banda Alfa-Beta está desplazada hacia el rango más bajo (6-8 Hz) [4].

La aparición de estos ritmos en los adultos se también durante la Anestesia General [1].

Las principales indicaciones del EEG intraoperatorio son aquellos procedimientos quirúrgicos que ponen potencialmente en riesgo al cerebro, puesto que para la generación de esta actividad eléctrica se necesita energía que, a su vez, depende de un adecuado suministro de sustratos como oxígeno y glucosa.

La reducción gradual del flujo sanguíneo cerebral (*FSC*) puede correlacionarse con cambios característicos en el EEG, lo que constituye la indicación subyacente más frecuente de la monitorización electroencefalográfica. Así, reducciones significativas en el *FSC*, oxígeno o glucosa provocan una depresión de la actividad del EEG, ya que es muy sensible a la isquemia 5, y cuando el FSC se reduce al 50% disminuye el voltaje y la frecuencia de las ondas en la banda Alfa-Beta (rápida). Si la isquemia es más severa (FSC entre 25 a 15% del normal), la banda Delta (lenta) aumenta el voltaje y el número de ondas, mientras que la banda Alfa-Beta (rápida) disminuye progresivamente hasta su desaparición. Cuando el FSC es más bajo aún (15 al 5% del normal), el EEG muestra solamente ondas muy lentas, períodos de supresión eléctrica o pautas. Esto puede progresar a la supresión de la actividad eléctrica con salvas de actividad ocasional (salvas de descarga-supresión) y finalmente, al completo silencio eléctrico con un EEG plano, indicando el comienzo del daño irreversible.

Las pautas del EEG durante la Anestesia General (*AG*) son complejas, pudiendo observarse algunas características para cada estadio de profundidad, desde la vigilia (despierto) hasta el nivel más profundo de "*coma anestésico reversible*" (figura 1). Cada uno de estos 7 estadios se diferencia en la frecuencia y el voltaje en la banda Alfa-Beta (rápida), y el número y voltaje en la banda Delta (lenta). Las ondas Theta aparecen en los estadios intermedios de la AG, y son más frecuentes en los pacientes pediátricos [4].

No todos los anestésicos inhalatorios producen efectos similares en el EEG, y es esta falta de uniformidad durante los estados iniciales de la anestesia la que sugiere una vez más la existencia de varios mecanismos responsables de la depresión del sistema nervioso central independiente del patrón inicial del EEG [7].

Esto se debe en parte a que la acción de los anestésicos sobre el EEG es muy diversa, lo que hace muy difícil generalizar una descripción de esta acción. Y, además, la mezcla de anestésicos puede producir patrones impredecibles de actividad del EEG, que difieren de aquéllos producidos cuando se utiliza un único agente.

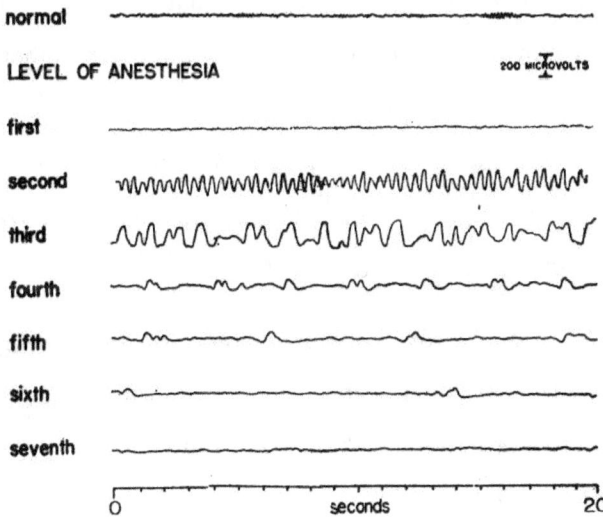

Figura 1.- Niveles electroencefalográficos de la anestesia [6].

Existen además otros factores no farmacológicos como la temperatura y el CO_2 que pueden hacer variar el patrón del EEG [8]. Así, a niveles profundos de anestesia toda la actividad eléctrica cortical queda suprimida, pero con una alta tensión arterial de CO2 en presencia de Ciclopropano esta supresión se acelera [9], mientras que con el Halotano encontraremos un efecto opuesto [10].

Inicialmente, todos los estudios se realizaron con la combinación de éter/O2, y sirvieron para definir los diferentes estadios y planos de anestesia de acuerdo con la nomenclatura clásica de Guedel [11]. La conclusión más importante es que la inducción inhalatoria pura excita inicialmente la formación reticular, algo que se manifiesta como el *"estadio II"*. Esta fase excitatoria, que se caracteriza por un aumento de la actividad Beta, va de más rápida a más lenta siguiendo el siguiente orden: N2O > Desflurano > Isoflurano > Sevoflurano > Halotano.

El Óxido Nitroso inhibe los receptores GABA-C, y disminuye la neurotransmisión sináptica excitatoria mediada por glutamato bloqueando el receptor N-metil D-aspartato (*NMDA*) [12,13].

El mecanismo de acción de los anestésicos inhalatorios halogenados sigue sin estar totalmente aclarado, aunque se sabe que los mecanismos de acción se basan en la inhibición de la liberación de glutamato a nivel presináptico y/o en la activación del receptor GABA [14,15]. El estímulo de los receptores de la glicina y Gaba-A mediado por el Isofluorano es más potente que por los otros anestésicos gaseosos, mientras que los receptores de glutamato se ven inhibidos de una forma más notable por los anestésicos gaseosos que por el Isofluorano [16-20].

El Enflurano es el único agente inhalatorio que presenta claras propiedades excitatorias y puede provocar convulsiones [21], aunque también se han descrito anormalidades en los registros EEG, así como tremores, mioclonos y actividad motora parecida a convulsiones inducidas por el Isofluorano y el Sevofluorano [22,23]. Es posible que el Enflurano manifieste esta actividad epileptogénica por activación de receptores del NMDA [24].

El sevofluorano, por su parte, presenta una estructura molecular similar al Enflurano, además de contener 7 átomos de flúor que le confieren propiedades excitatorias [25].

Durante la AG profunda inicialmente se observan ondas con una frecuencia correspondiente a ondas Theta (4-7,5 Hz.) y luego a ondas Delta (0,1-3,5 Hz.), hasta que sólo se visualiza una línea isoeléctrica. El registro EEG durante la inducción y la anestesia profunda con el Sevofluorano muestra un patrón similar al descrito, aunque con algunas variaciones. Cuando se realiza una inducción con Sevofluorano al 7% ó al 8% mezclado con oxígeno y Óxido Nitroso (50:50), una vez que se pierde el reflejo parpebral, algo que suele ocurrir 30 y 60 segundos después de haber empezado al inducción, el EEG muestra un breve incremento de actividad Beta (14-40 Hz.), que es seguida por ondas con una frecuencia de menos de 2Hz., y, al final del segundo minuto de iniciada la inducción, de una aceleración con predominancia de las ondas Delta (2-4 Hz.) hasta que las pupilas están mióticas y centradas, sin presentar las ondas Theta que se observan en una anestesia estándar.

Los cambios EEG son más frecuentes en los niños que reciben medicamentos anticonvulsivantes y cuando se hiperventila el paciente, principalmente en pacientes con edades entre los 3 y los 12 años. En contraste, son menos frecuentes en los niños que se premedican con Benzodiazepinas [26].

Un estudio reciente identificó los principales factores de riesgo para la aparición de anormalidades EEG durante la inducción de la anestesia con Sevofluorano en pacientes no epilépticos [27]:

- *Sexo femenino* (OR=12,6 con IC95% 1,46-13,5).

- *Aparición más precoz de las ondas Beta y Delta cerebrales* (sin presentarse previamente las ondas cerebrales Theta, denominado *"efecto bifásico del Sevofluorano"*) (OR=0,92 con IC95% 1,12-69).

- *Concentración espirada alta de Sevofluorano* (OR=8,78 con IC95% 1,12-69).

El Xenon, por su parte, tiene varios lugares de acción, aunque su interacción con el sistema glutamato-N-metil D-aspartato parece ser la más importante, inhibiendo los canales de NMDA.

Los receptores NMDA están ampliamente distribuidos en la médula espinal y el cerebro, presentando sus mayores densidades en el hipocampo y la corteza. Las funciones relevantes de los receptores NMDA incluyen el procesamiento de información sensorial, memoria y aprendizaje, locomoción, regulación del tono vasomotor y de la presión sanguínea. También están involucrados en la fisiopatología del daño o muerte celular asociados con isquemia, traumatismo o apoplejía. Además, los receptores NMDA tienen un importante rol en la nocicepción, en particular en la plasticidad neuronal asociada con dolor crónico, injuria tisular y estados inflamatorios. El NMDA juega un papel fundamental en el procesamiento de los circuitos nociceptivos locales multisinápticos en la médula espinal y hay considerable evidencia que la activación de su receptor está involucrado en la hiperalgesia. Algo que explica algunas de las características que presenta el Xenon sobre el alivio del dolor y la amnesia [13,28,29,30].

Se ha demostrado que el Xenon y el Isoflurano tienen afinidad por los mismos enlaces en el receptor NMDA, la subunidad NR1, que representa el sitio donde la glicina ejerce su acción. La inhibición producida por el Xenon parece ser de tipo competitivo/no competitivo con la glicina, mientras que el mecanismo del Isoflurano es de tipo competitivo [31].

Por el contrario, otros autores han sugerido que el antagonismo sobre el receptor NMDA podría no ser el mecanismo primario de acción anestésica del Xenon en el cerebro humano ya que observaron una disminución generalizada de la tasa metabólica cerebral de glucosa (*rcMRGlu*) durante las AG con Xenon, encontrando que se redujo en un 26±7% con respecto al grupo anestesiado con Propofol, especialmente a nivel orbito frontal, fronto medial, temporo medial, occipital, dorsolateral, frontal, y en la corteza temporolateral y el tálamo [32]. Algo que no se observa con otros anestésicos antagonistas del NMDA como la Ketamina o el Óxido Nitroso.

En un estudio llevado a cabo durante AG con 1 CAM de Xenon (63%) en 9 varones sanos en los que se estudió los cambios en la perfusión cerebral mediante tomografía por emisión de positrones (*PET*), se observaron disminuciones significativas en la perfusión del cerebelo, el tálamo y la corteza parietal. Además, se encontró un incremento en la perfusión de la sustancia blanca en comparación con una disminución en la sustancia gris [33]. Sin embargo, las implicaciones clínicas no están claras.

Durante la anestesia, y según va aumentando la concentración espirada del agente inhalatorio, la pauta del EEG se vuelve progresivamente lenta, con predominio de las ondas Delta, y una actividad más rápida de muy bajo voltaje. Esto se sigue por períodos de supresión transitoria del EEG y, luego, de una pauta característica de supresión-descarga representada por ondas de alto voltaje y frecuencias variadas, de aspecto epileptiforme, pero que no se manifiestan con una actividad motora generalizada. Esto último es algo que se ve con frecuencia durante la inducción con mascarilla facial en pacientes pediátricos.

En realidad, el EEG como tal no es un representante directo de la medida de la concentración de agentes anestésicos inhalatorios, y no existe una correlación directa entre la concentración de anestésico inhalado y el EEG transoperatorio. Si puede decirse, no obstante, que los agentes inhalados en general producen supresión del EEG a concentraciones clínicas, encontrando para Isoflurano, Desflurano y Sevoflurano un mismo patrón con enlentecimiento del EEG con actividad Delta predominante.

Como se ha señalado, y aunque no hay información al respecto, parece que las propiedades epileptogénicas del Sevofluorano se deben a un mecanismo similar al exhibido por el Enflurano [34]. A pesar de estas propiedades epileptogénicas el Sevofluorano no se encuentra contraindicado en pacientes epilépticos, aunque probablemente sería prudente evitar su uso [35,36]. En comparación al Enflurano y al Sevofluorano, el Isofluorano se considera el agente inhalatorio más seguro en pacientes epilépticos, y por este motivo ha sido utilizado en el tratamiento de status epiléptico refractario [37], siendo probablemente el agente de elección en el mantenimiento de pacientes con epilepsia, a pesar de que también se han documentado casos en los que produjo crisis convulsivas [34]. Estudios recientes proponen que el Isofluorano desarrolla su acción a diferentes niveles, incluyendo en su mecanismo de acción la actividad inhibidora inducida por su unión al receptor GABA (actividad anticonvulsiva), así como el incremento de la función del receptor GluR6 (actividad proconvulsiva), llegando a la conclusión de que la aparición o no de una u otra actividad será interindividual [38].

Óxido Nitroso: Es difícil determinar su acción sobre el EEG, puesto que se usa en combinación con otros agentes. La administración como agente único inspirado al 80% a sujetos despiertos produce una desincronización rápida del EEG con bloqueo del ritmo Alfa y ondas lentas, de 4-8 Hz. de bajo voltaje, sin pérdida de la conciencia. En combinación con narcóticos produce componentes Alfa y Beta, consistente en una actividad Beta en las frecuencias de 18-25 Hz. alternando con ondas lentas que aumentan con dosis más altas de opiáceos [39].

Isoflurano: El estado de supresión-descarga se produce a una concentración al final de la espiración de 1,75% y puede ocurrir desde una Concentración Alveolar Mínima (_CAM_) de 1,25% [40].

Desflurano: Produce períodos de supresión-descarga a una CAM de 6%, e incluso con Concentraciones Alveolares menores [41].

Sevoflurano: La concentración que produce estado electroencefalográfico de supresión-descarga es de alrededor de 1,5 CAM (3%), ya que el CAM es de 2%. No obstante, hay reportes de actividad epilépticas en EEG a 3,3% de concentración al final de la espiración [42].

Xenon: Las propiedades anestésicas de este gas incoloro, inodoro e insípido se reconocieron alrededor de los años cincuenta, cuando Cullen y Gross lo emplearon con éxito como agente anestésico durante una orquiectomía en un hombre de 81 años [43].

Aunque el Xenon se usa para medir el flujo sanguíneo cerebral y la anestesia inhalatoria con Xenon puede utilizarse para realizar tomografías cerebrales, en estudios con monos despiertos se han comprobado disminuciones del FSC en torno a un 12% y del consumo cerebral de oxígeno en un 16% durante la inhalación de Xenon al 33%. Algo que puede evitarse si el animal recibe previamente fentanilo [44,45]. Sin embargo, en otros estudios se produjo anestesia y aumento del FSC en un 50% al inhalar Xenon al 80% [46,47].

La inhalación de Xenon al 80% durante 1 ó 2 minutos, o al 40% en 2 minutos, aumenta el FSC en las regiones neocorticales cerebrales entre un 75 a 96% [48,49], momento en el que el EEG muestra una disminución de las ondas Alfa y Beta, con una rápida recuperación al término de la inhalación del Xenon [50].

Los signos clínicos son la depresión descendente del sistema nervioso central ya que, a semejanza del resto de los anestésicos inhalados, el Xenon a concentraciones mayores del 60% reduce el índice metabólico cerebral (*IMCO2*). Algo que se correlaciona con la actividad eléctrica cerebral, demostrándose que el EEG muestra un patrón de supresión de espigas. Además, se produce una ligera vasodilatación cerebral y caída de la presión del líquido cefalorraquídeo al incrementarse el FSC y el volumen sanguíneo del cerebro.

Capítulo 4.- Alteraciones sobre los Potenciales Evocados por los Anestésicos Inhalatorios

Los potenciales evocados pueden tener 2 modalidades: Potenciales Evocados Sensoriales (*PES*) y Potenciales Evocados Motores (*PEM*).

4.1.- Potenciales Evocados Sensoriales

El PES es una actividad electroencefalográfica de vía específica, generado en respuesta a un estímulo específico, relacionado con un acontecimiento y en un tiempo preciso, que puede registrarse en respuesta a la estimulación de cualquier nervio sensitivo o par craneal.

Los PES se dividen, a su vez, en:

4.1.1.- Somatosensoriales (*PESS*).

4.1.2.- Auditivos (*PESA*).

4.1.3.- Visuales (*PESV*).

4.1.1.- Potenciales Evocados Somatosensoriales

Los PESS se obtienen mediante la estimulación de un nervio periférico, normalmente de la muñeca o del tobillo, registrando el paso del estímulo a través de la médula cervical, el tallo cerebral y, finalmente, su llegada a la corteza somatosensorial. De las ondas que se producen se estudia principalmente la amplitud y latencia, de manera que una disminución de la amplitud del 50% en relación con los valores basales, o bien un aumento de la latencia del 10%, indica cierta interrupción de la conducción a través de los cordones posteriores.

Constituyen una monitorización habitual para intervenciones quirúrgicas de la columna vertebral, en las que existe un riesgo potencial de afectar la médula espinal, como en la cirugía de escoliosis. También es frecuente que se utilicen durante la endarterectomía carotídea, con la ventaja sobre el EEG de que pueden detectar incluso isquemia subcortical, ya que la isquemia/hipoxia conlleva a la depresión en la conducción de los PESS de forma similar al EEG, con la consecuente disminución en la amplitud y aumento de la latencia de los picos específicos [51].

Los anestésicos inhalados halogenados y el Óxido Nitroso producen, en general, un descenso en la amplitud y un aumento en la latencia en relación con la concentración, a diferencia de los anestésicos intravenosos, que ejercen una acción mínima sobre ellos.

Desfluorano: posee un importante efecto sobre la amplitud de los PESS, llegando incluso a una supresión dosis-dependiente de los mismos [52].

Isoflurano: Liu cols. compararon los efectos de Propofol e Isoflurano a dosis de profundidad anestésica equivalente, encontrando que, aunque ambos disminuyeron la amplitud e incrementaron la latencia de los PESS, la amplitud se vio disminuida con mayor intensidad con el Isoflurano, mientras que la latencia se incrementó más con Isoflurano, siendo ambas diferencias estadísticamente significativas [53].

Sevoflurano: En un estudio similar, Boisseau y cols. compararon al Propofol con Sevoflurano y, con dosis equivalentes de profundidad anestésica determinada a través de Índice Biespectral (*BIS*), demostraron que el Sevoflurano afecta a los registros de PESS de una forma dosis-dependiente [54].

Fletcher y cols. confirmaron la influencia del Sevoflurano sobre los PESS al compararlo con Isoflurano y ver que disminuía la amplitud de los PESS más que este [55].

4.1.2.- Potenciales Evocados Sensoriales Auditivos

Los PESA se generan como respuesta a la estimulación del nervio auditivo, y la monitorización de éstos durante cirugía del neurinoma del acústico ayuda a preservar su integridad. Los estímulos se provocan mediante un audífono colocado en el canal auditivo externo del paciente, por donde se transmiten estímulos cortos llamados "*clics*", que se registran entre el vertex y un electrodo ipsilateral en la mastoides formando una serie de 7 picos de latencia corta.

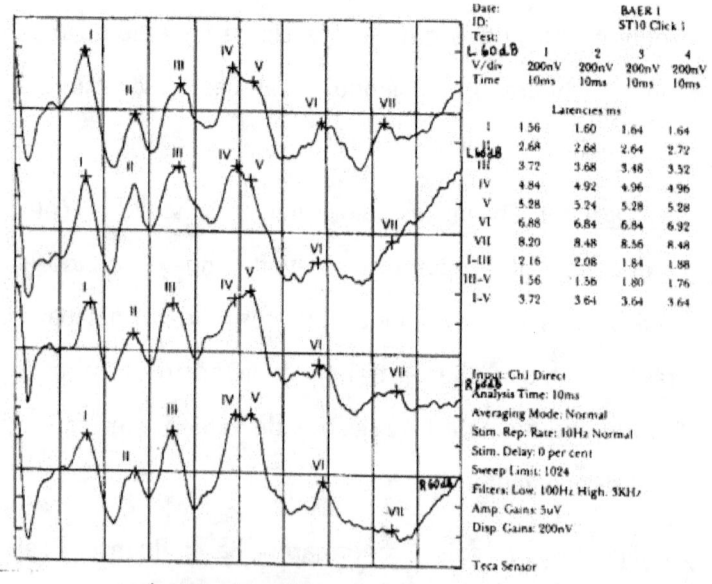

- — onda I: Nervio auditivo.
- — onda II: Núcleo coclear.
- — onda III: Complejo olivar superior.
- — onda IV: Núcleo ventral del lemnisco lateral.
- — onda V: Colículo inferior. 106
- — onda VI: Cuerpo geniculado medial.

Los PESA son muy resistentes a los efectos de los anestésicos, por lo que no existe una especial recomendación anestésica durante este procedimiento.

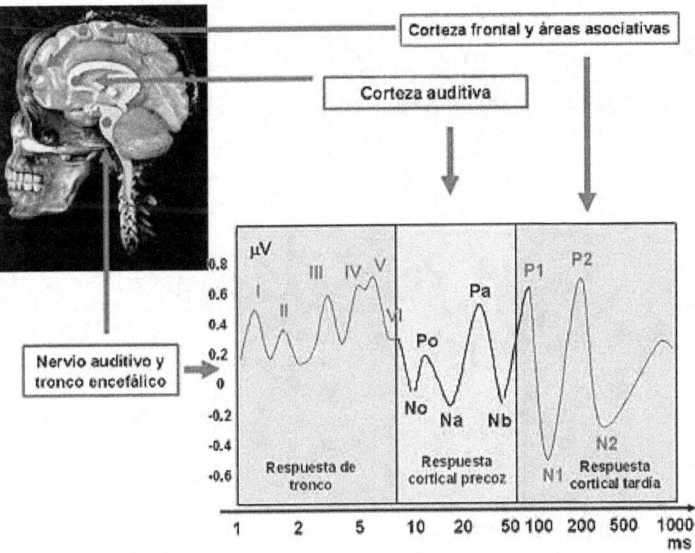

Potenciales auditivos evocados entre 1 y 1.000 ms y sitios anatómicos correspondientes.

(Imágenes originales de potenciales auditivos evocados de Ing. Diego Beltramone)

Xenon: si se ha visto que puede reducir la amplitud de los PESA [56].

4.1.3.- Potenciales Evocados Sensoriales Visuales

Los PESV se utilizan con menos frecuencia que los anteriores, y sólo se emplean cuando existe peligro sobre el sistema visual. Se provocan mediante la estimulación a través de flashes, y los estímulos se registran en la región occipital, testándose habitualmente un ojo cada vez.

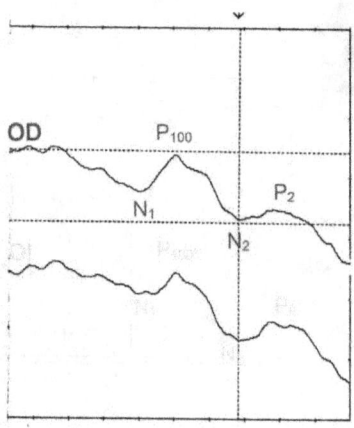

Potenciales evocados visuales.

(Imágenes originales de potenciales auditivos evocados de Ing. Diego Beltramone)

Respecto a los anestésicos son similares a los PESS, y el Sevoflurano presenta una gran acción inhibitoria. Esto se demostró en el estudio de Tenebein y cols. al comparar pacientes sometidos a cirugía de columna preparados para PESV y divididos en 2 grupos, uno al que se administró Sevoflurano y otro al que se administró Propofol, presentando una gran dificultad para interpretar los resultados de los pacientes bajo anestesia con Sevoflurano, mientras que con Propofol pudieron monitorizarse sin incidentes los PESV [57].

Xenon: si se ha visto que puede reducir la amplitud de los PESV [56].

4.2.- Potenciales Evocados Motores (*PEM*)

Los PEM se introdujeron como complemento del registro de los PESS. Se trata básicamente de un potencial electromiográfico registrado habitualmente sobre los músculos de la mano o pie en respuesta a una despolarización a nivel de corteza motora tras estimulación de la corteza motora extracranealmente (PEM transcraneales), aunque se puede hacer directamente a la corteza (PEM corticales).

En un principio Zenter y cols. documentaron que los PEM estaban influidos por Halotano, Enflurano e Isoflurano de una forma dosis-dependiente similar en los 3 a partir de 0,5 de CAM [58]. Sin embargo, más recientemente se ha establecido que si la concentración de los agentes inhalados se mantiene alrededor de 1 CAM los PEM se ven bien preservados usando Desflurano o Isoflurano [59].

Tras comparar los efectos de Isoflurano con Propofol Pelosi y cols. encontraron que con Propofol el registro correcto es del 97%, mientras que con el uso de Isoflurano este descendió al 61%, por lo que propusieron como la técnica de elección al usar PEM el uso de anestesia total intravenosa (*TIVA*) con Propofol [60]. Esta opinión fue compartida con MacDonald y cols., tras comprobar la correcta vigilancia transanestésica de la cirugía de escoliosis con PEM y Propofol [61].

Los potenciales de acción global de la retina son inducidos por un estímulo luminoso simple en el caso del electrorretinograma (*ERG*) y del potencial de recepción precoz (*PRP*) o por estímulos estructurados en el caso del electro retinograma *"a patrón"* o pattern electrorretinograma (*PERG*) [62]. A efectos teóricos podemos incluir el PRP dentro del ERG, ya que es la primera respuesta de la retina a una estimulación luminosa y precede al propio ERG [63].

El ERG permite estudiar el estado funcional de capas externas y medias de la retina, y de grupos celulares específicos, siendo de ayuda para el reconocimiento precoz del daño a esa estructura antes de que aparezcan alteraciones apreciables en el fondo de ojo.

El ERG se registra mediante un electrodo extracelular activo posicionado en la córnea, en el humor vítreo o a distintos niveles en el interior de la retina. El registro extracelular de la actividad eléctrica de tejidos vivos es posible cuando las corrientes eléctricas se propagan a través de una matriz extracelular con resistencia eléctrica [64,65].

Según algunos autores los anestésicos halogenados no tienen efectos sobre el ERG [66], mientras que para otros el Halotano en el hombre disminuye la amplitud de la onda b del ERG sin modificar su latencia debido a cambios metabólicos en la retina (figura 2) [67].

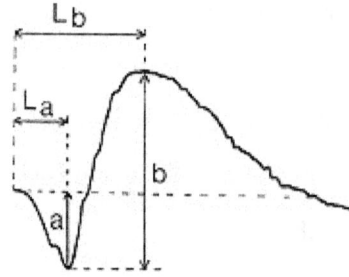

Figura 2.- Ondas del ERG.

Trembla y y Parkinson observaron efectos sobre el ERG de niños relacionados con el Halotano y el Isoflurano. Dichos efectos fueron más evidentes en condiciones escotópicas, disminuyendo un poco la amplitud de la onda a y bastante la de la onda b [68].

La onda a del ERG se corresponde con el componente PIII de Granit, que estudió el ERG de gatos anestesiados con éter utilizando electrodos corneales, observando la progresiva desaparición de los componentes del ERG a medida que iba profundizando la anestesia, y los llamó PI, PII y PIII (figura 3) por orden de desaparición. El último componente, PIII, es el más resistente al plano anestésico, y se trata de una onda negativa que aparece más rápido que las otras 2 y que permanece como un potencial negativo mientras dura el estímulo [69].

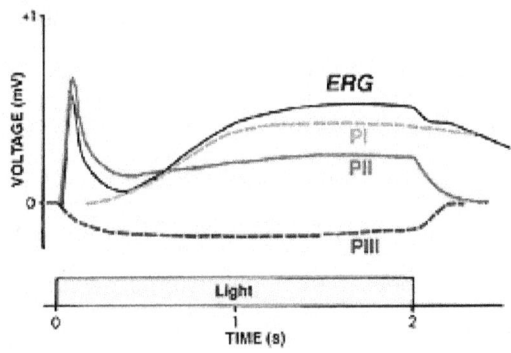

Figura 3.- Componentes del ERG en función de la profundidad anestésica.

La onda b del ERG, que refleja la sumación de PII y PIII, es la más estudiada debido a que es el componente mayor del ERG humano, originándose en células retinianas post-sinápticas a los fotorreceptores (*FR*).

Los anestésicos halogenados alteran el ERG retrasando la adaptación a la oscuridad de los conos [70], sin que se produzca dicho retraso con el uso de ketamina o de barbitúricos [71].

El mecanismo mediante el cual los anestésicos halogenados alteran el ERG no se conoce con exactitud, si bien se ha sugerido que alteran la distribución de neurotransmisores como el glutamato, el GABA o la dopamina en el sistema nervioso. Así, según Schlamey Hemmings, los anestésicos volátiles inhiben la liberación de glutamato por parte de las vesículas sinápticas [72]. Cheng y Brunner señalaron que los anestésicos volátiles inhiben la degradación metabólica del GABA haciendo que se acumule en ciertas áreas del sistema nervioso de ratas [73]. También se ha observado que el transporte de dopamina en el cerebro se inhibe con este tipo de anestésicos [74]. Por otra parte, se sabe que la onda b del ERG disminuye con la administración de la dopamina en el conejo [75].

Recientemente se ha relacionado al Halotano con cierto grado de protección de la retina ante estímulos luminosos muy intensos [76] que causan daños en los FR por apoptosis [77]. Estos daños solo ocurren en presencia de rodopsina, cuando esta tiene un ritmo de regeneración tras blanqueamiento rápido [78], en parte por fosforilación de la misma [79]. En ratas el Halotano inhibe de manera reversible la regeneración metabólica de la rodopsina, evitando así la absorción de gran número de fotones durante la exposición a la luz.

En consecuencia, las retinas de pacientes anestesiados con Halotano estarían protegidas frente a la degeneración inducida por la luz.

Curiosamente dicha protección solo es efectiva frente a la luz blanca intensa y no frente a la luz azul intensa 76. Esto ocurre porque la luz azul es capaz de estimular metabolitos intermedios de la rodopsina, con el mismo efecto que se consigue al estimular directamente la rodopsina ya que se completa la fototransducción a partir de esos metabolitos más tardíos (metadorropsina II).

Esta capacidad que la luz azul tiene para reconvertir esos metabolitos tardíos (metadorropsina II) otra vez en rodopsina y recomenzar la fototrasducción se denomina fotoinversión [80], y es el motivo por el que luz azul intensa es potencialmente más dañina para la retina que la blanca [78].

Este efecto inhibidor del Halotano no se ha encontrado con otros anestésicos como la ketamina o la xilacina en ratas, y los autores no descartan que efectos similares se produzcan con el resto de anestésicos halogenados [76,81].

CAPÍTULO 6.- MOVIMIENTOS ANORMALES

POR LOS ANESTÉSICOS INHALATORIOS

Una crisis epiléptica puede definirse como una repentina alteración del sistema nervioso central (*SNC*) como resultado de una descarga eléctrica de alto voltaje. Esta descarga puede surgir de un conjunto de neuronas, ya sea en los tejidos corticales o subcorticales. La propagación de esta actividad excitatoria a nivel subcortical, a tálamo, tronco encefálico correspondería a la fase tónica de las convulsiones y a la pérdida de conocimiento. En contraste, la actividad mioclónica se refiere a una serie de contracciones musculares, rítmicas o no.

Dependiendo de los hallazgos EEG la actividad mioclónica puede dividirse en epiléptica y actividad no epiléptica. La actividad mioclónica no epiléptica se origina en el tronco cerebral o en la médula espinal, ya sea debida a la pérdida de la inhibición cortical o al deterioro función de interneuronas espinales.

Sin monitorización EEG es extremadamente difícil determinar si los movimientos musculares se deben a actividad epileptiforme o no.

A efectos de la AG podemos clasificar los movimientos tónico-clónicos en 2 tipos:

- **Agitación temprana en la inducción después de la pérdida del reflejo palpebral:** caracterizado por movimientos descoordinados en las manos y en los pies, seguidos frecuentemente por hipertonía y por algún grado de obstrucción respiratoria. Tanto la hipertonía como la obstrucción ceden al profundizar la anestesia.

- **Movimientos localizados o generalizados que ocurren bajo anestesia profunda:** se presentan al final de la inducción y persisten mientras se mantenga este nivel de anestesia. Esta agitación motora se asocia con un incremento de la frecuencia cardiaca y con un aumento transitorio de la presión arterial. Se ha planteado que estos cambios pueden deberse a una breve disociación cortico-subcortical, la cual se observa también con otros agentes anestésicos como el Propofol.

La mayoría de los anestésicos inhalatorios, además de otros muchos fármacos anestésicos y analgésicos, han demostrado ser causa de actividad convulsiva clínica, y curiosamente muchos de estos mismos fármacos también han demostrado poseer propiedades anticonvulsivas.

Los casos de crisis epilépticas se han descrito tras la inducción o durante el mantenimiento de la AG en pacientes epilépticos y en no epilépticos, tanto en adultos como en niños.

Óxido nitroso: aunque tiene poca acción en relación al disparo de crisis convulsivas, posee efectos excitatorios cerebrales en animales, desencadenando crisis convulsivas en modelos experimentales, a veces tras el cese de su administración, lo que podría reflejar cierto grado de dependencia aguda [82]. En humanos algunos fenómenos de delirio o de agitación durante la educción podrían interpretarse de la misma forma [83].

La administración de óxido nitroso puede incrementar la actividad motora con mioclonías y opistótonos a las concentraciones clínicamente utilizadas [84]. Administrado con Sevoflurano tiene efecto anticonvulsivo que se opone al efecto proconvulsivante del anestésico halogenado inhalado [85].

De la amplia utilización del Óxido Nitroso y de la ausencia de caso documentados de crisis epilépticas se deduce que el potencial epileptógeno de este agente parece ser escaso.

Enflurano: puede desencadenar actividad epileptiforme en el EEG y crisis convulsivas evidentes [86,87], sobre todo a concentraciones mayores de 2 CAM o bien con hipocapnia [84], incluso después de su uso. Estudios controlados han demostrado que a 1 ó 2 CAM se puede asociar a manifestaciones motoras, las cuales se pueden ver acentuadas con hiperventilación y estimulación auditiva, visual o táctil [88].

Sin embargo, el mecanismo exacto del Enflurano en el desarrollo de las crisis no ha sido establecido claramente. Puede producir ondas de alta frecuencia y amplio voltaje en el EEG que progresan a ondas pico típicas de las crisis convulsivas [89], y asociar movimientos tónico-clónicos faciales y en extremidades [90,91]. Se recomienda, por tanto, evitar este agente en el paciente epiléptico.

Isoflurano: existen datos contradictorios en cuanto a las propiedades del Isoflurano. De acuerdo a la investigación de Poulton y cols., existe la posibilidad de aparición de crisis convulsivas durante la inducción con este anestésico [92], en contraste con los resultados publicados por Kofke y cols. de casos de status epiléptico de difícil control que se lograron suprimir con el uso de Isoflurano [93]. Estos efectos contradictorios podrían deberse a poblaciones de pacientes diferentes, combinaciones y profundidades anestésicas distintas en los diferentes escenarios.

Los efectos del Isoflurano sobre el EEG se caracterizan por la aparición de una actividad rápida y de baja amplitud, seguida de una actividad más lenta y de mayor voltaje [94], mientras que a partir de 2 CAM aparece ya un trazado isoeléctrico [84].

Aunque algunos autores hayan referido un cierto potencial epileptógeno del Isoflurano [95], son mayoritarios los estudios que muestran el efecto anticonvulsivante del Isoflurano [96], utilizándose incluso como tratamiento del status epiléptico [97], por lo que se puede afirmar que el Isoflurano es un potente antiepiléptico en el ser humano.

Desflurano: Rampil y cols. comprobaron en voluntarios sin antecedentes epilépticos los efectos EEG de este anestésico exponiéndolos a 6, 9, y 12% (0,83, 1,24, 1,66 de CAM), observando que provocaba cambios en el EEG similares al Isoflurano, deprimiendo la actividad eléctrica con períodos de salva supresión a 1,24 CAM, sin evidencia de descargas epilépticas incluso en situaciones de hiperventilación o hipocapnia [97].

Dado que el potencial epileptógeno del Desflurano parece escaso, y aunque los pocos estudios realizados sobre pacientes epilépticos no han permitido evaluar su poder anticonvulsivante [98], se ha propuesto como tratamiento efectivo en el caso de status epiléptico [99].

Sevoflurano: tanto de forma experimental como en humanos ha demostrado efectos pro y antiepilépticos [84]. En el hombre existen casos descritos de crisis epilépticas, tanto en sujetos sanos [100,101] como en pacientes epilépticos bien documentados [102], y tanto en adultos como en niños [103,104,105].

Además, las crisis epilépticas se han registrado tanto en la inducción anestésica [100,101] como durante el despertar [106]. Sin embargo, la mayoría de estas crisis en pacientes no epilépticos se registraron sin EEG simultáneo [107], por lo que podrían corresponder a mioclonías, normalmente asociadas a hipocapnia y concentraciones mayores de 2 CAM [108].

Se sospechó que el Sevofluorano era un posible epileptógeno después de la publicación de un caso de movimientos anormales en un niño sin epilepsia [109, 110]. En 1.992 Haga y cols. publicaron movimientos anormales parecidos a las convulsiones en el 6% de 180 niños que habían recibido Sevofluorano a una concentración del 6% durante la inducción anestésica [111]. Después se publicarían más estudios clínicos que caracterizaban los movimientos anormales, la actividad epileptógena y las anormalidades en los registros del EEG.

El poder epileptógeno que posee el Sevoflurano se demostró mediante la obtención de electrocorticograma en pacientes sin antecedentes epilépticos que iban a someterse a clipaje de aneurisma no roto, bajo Sevoflurano/Fentanilo, encontraron la aparición de puntas de epilepsia desde 1, 1,5 hasta 2 CAM (3,3%) en todos los pacientes [112].

Al comparar el poder proconvulsivo de Sevoflurano e Isoflurano en pacientes con epilepsia del lóbulo temporal, mediante el registro de electrocorticograma se observa un incremento de las actividades paroxísticas, con una distribución amplia de las áreas activadas, sin que se vean confinadas a la zona ictal previamente conocida. Esa misma actividad es mucho menor en cuanto a actividad y distribución con el uso de isoflurano [113].

Se pueden encontrar cambios epileptiformes en el EEG del 30% de los pacientes cuando se realiza una inducción con Sevofluorano con prellenado previo del circuito (Sevofluorano al 8% a un flujo de 8 litros/min.) e inducción con altas concentraciones según volumen corriente, según capacidad vital y con hiperventilación de los pacientes (ETCO2 30+/- 2 mmHg.) para lograr rápidamente una concentración alveolar de 2 CAM. Por contra, sólo se encuentran en un 10% cuando se realiza la inducción con prellenado del circuito e inducción con Sevofluorano al 8% con respiración espontánea (ETCO2 40+/- 2 mmHg.) durante 2 minutos para lograr y sostener una concentración alveolar equivalente a 1 CAM. La mayoría de alteraciones en el EEG desaparecen después de la inducción, una vez que se estabiliza la captación y baja la concentración alveolar del Sevofluorano [27].

Entre los factores de riesgo para la aparición de anormalidades en el EEG durante la inducción con Sevoflurano estarían el sexo femenino, inducción rápida de la anestesia y concentración alta alveolar del anestésico [114].

Por tanto, parece probado que las alteraciones se pueden atribuir a una reacción adversa medicamentosa del Sevofluorano.

Sin embargo, el significado de las crisis publicadas es controvertido, lo que unido a que no se han reportado secuelas neurológicas ni otro tipo de morbilidad postoperatoria asociada con estos fenómenos y a su extenso empleo llevan a pensar en un potencial epileptógeno mínimo o ausente del Sevoflurano que hacen que estas alteraciones carezcan de relevancia frente a los resultados de la anestesia.

Además, desde el punto de vista de la fármaco-vigilancia, el Sevofluorano se puede considerar un medicamento seguro porque gracias a sus propiedades físico-químicas y su bajo coeficiente Sangre:Gas (0,63-

0,67) garantiza una inducción y una educción rápida. No irrita las vías aéreas y permite usarlo tanto para la inducción inhalatoria como para el mantenimiento (Volatile Induction and Maintenance of Anaesthesia [*VIMA*]), una técnica muy útil en la anestesia pediátrica y en los adultos en los que se tiene dificultades para canalizar un acceso vascular o que presenten temor a las inyecciones (Tripanofobia).

Ofrece una gran estabilidad hemodinámica, lo que permite aumentar la concentración inhalada hasta obtener la profundidad anestésica necesaria sin producir cambios importantes en la tensión arterial o en la frecuencia del pulso, con la garantía de que el estado cardiovascular no se va ver comprometido durante la anestesia.

Y, además, posee un efecto neuroprotector, ya que mantiene constante el flujo en la arteria cerebral media a pesar de la dosis, lo cual sugiere que tiene un buen perfil hemodinámico cerebral, apropiado para ser usado en neuroanestesia. Por otra parte, algunos investigadores han sugerido un efecto protector del Sevofluorano después de diversos tiempos de isquemia al observar una disminución significativa de la apoptosis celular [115]. Sin embargo, otros estudios sugieren que el Sevoflurano sería un inductor de la apoptosis y elevaría los niveles de la enzima precursora de la β-amoloide y de la proteina β-amiloide (Aβ) promoviendo por tanto la neuropatogénesis del Alzheimer [116].

6.1.- Prevención frente a los Movimientos Anómalos

Para evitar esta reacción adversa con el Sevoflurano y, por extensión, con otros anestésicos inhalatorios se deben tomar las siguientes precauciones:

1. Administrar premedicación con Midazolam, principalmente en los niños.

2. Utilizar opiáceos durante la inducción, de modo que se pueda disminuir la concentración anestésica del Sevofluorano por debajo de 1,5 CAM.

3. Evitar la hipocapnia, especialmente en pacientes jóvenes.

4. Evitar el uso de concentraciones de Sevofluorano por encima de 1,5 CAM durante la inducción en mujeres menores de 40 años, situación en la que

se puede utilizar la inducción secuencial sin hiperventilar al paciente para lograr una ETCO2 de 40+/- 2 mmHg. y una concentración alveolar de Sevofluorano por debajo de 1,5 CAM.

Bibliografía

1.- Creutzfeld O, Houchin J. Neuronal basis of EEG waves, in Handbook of EEG and Clinical Neurophysiology. Ed Remon A. 1974, Vol.2 C, pp 5-55. Amsterdam: Elsevier.

2.- Niedermeyer E. The normal EEG of the waking adult. in Electroencephalography. eds Niedermeyer E, Lopes da Silva F. 1982, pp 71-105. Baltimore-Munich: Urban & Schwarzenberg.

3.- Kellaway Peter. Orderly Approach to Visual Analysis: Elements of the Normal EEG and Their Characteristics in Children and Adults. In: Ebersole JS, Pedley TA, eds. Current Practice of Clinical Electroencephalography, 3rd edition. Lippincott, Williams, & Wilkins, 2003:100-159.

4.- Martin JT,Faulconer A Jr, Bickford RG. Electroencephalography in anesthesiology. Anesthesiology. 1959; 20: 359-376.

5.- Astrup J, Siesjo BK, Symon L. The state of "penumbra" in the ischemic brain. Viable and lethal thresholds in cerebral ischemia. Stroke. 1981; 12: 723-725.

6.- Courtin, R. F., Bickford, R. G., and Faulconer, A. (1950) Proc. Mayo Clin., 25, 197. Original en: http://www.ncbi.nlm.nih.gov/pmc/articles/PMC1889008/?page=2

7.- Electroencephalography in anaesthesiology. Albert Faulconer, Jr., Reginald G. Bickford. Springfield, Ill., C. C. Thomas [1960].

8.- Clowes, G. H. A., et al. (1953) Ann. Surg., 138, 558.

9.- Sheila M. Wilson. Electroencephalography in Relation to Anæsthesia [Abridged]. Registrars' Prize Essay Proc R Soc Med. 1957 February; 50(2): 105–109. PMCID: PMC1889008.

10.- Backman Le, Loefstroem B, Widen L. Electro-Encephalography in Halothane Anaesthesia. Acta Anaesthesiol Scand. 1964;8:115-30. PMID: 14164092.

11.- Guedel AE. Inhalation anesthesia: a fundamental guide. 1951, 2nd ed. New York: The McMillan Co.

12.- Turski P, Winkler S, Yonas H, et al. Use of stable xenon and CT to determine rCBF (letters). Stroke 1984; 15:916-917.

13.- Ma D, Sanders RD, Halder S, Rajakumaraswamy N, Franks NP, Maze M. Xenon exerts age-independent antinociception in Fischer rats. Anesthesiology 2004;100:1313-8.

14.- Schlame M, Hemmings HC Jr: Inhibition by volatile anesthetics of endogenous glutamate release from synaptosomes by a presynaptic mechanism. *Anesthesiol*1995; 82: 1406-1416.

15.- Harrison NL, Kugler JL, Jones MV, et al: Positive modulation of human gamma-aminobutyricacid type A and glycine receptors by the inhalation anesthetic isoflurane. *Mol Pharmacol* 1993; 44: 628-632.

16.- Franks NP, Dickinson R, de Sousa SL, Hall AC, Lieb WR: How does xenon produce anaesthesia (letter). Nature 1998, 396:324.

17.- Lodge D, Anis NA, Burton NR: Effects of optical isomers of ketamine on excitation of cat and rat spinal neurones by amino acids and acetylcholine. Neurosci Lett 1982; 29: 281-286.

18.- Alifimoff JK, Firestone LL, Miller KW: Anaesthetic potencies of primary alkanols: Implications for the molecular dimensions of the anaesthetic site. Br J Pharmacol 1989; 96: 9-16.

19.- Franks J, Wamil A, Janicki P, Horn J, Franks W, Janson V, Vanaman T, Brandt P: Anesthetic-induced alteration of Ca^{++} Homeostasis in Neural Cells. A temperature-sensitive Process that is enhanced by blockade of Plasma Membrane Ca-ATP asa Isoforms: Anesthesiology 1998 July; 89-91.

20.- Franks J, Horn J, Janicki P, Sinhg G: Halothane, isofluorane, xenon and nitrous oxide inhibit calcium ATP asa pump activity in rat brain synaptic plasma membranes. Anesthesiology 1995;82:108-117.

21.- Flemming Dc, Fitzpatrick J, Fariello RG, et al: Diagnostic activation of epileptogenic foci by enflurane. Anesthesiol1980; 52: 431-433.

22.- Scheller MS, Nakakimura K, Fleischer JE, et al: Cerebral effects of sevoflurane in the dog: comparison with isoflurane and enflurane. Br J Anaesth1990; 65: 388-392.

23.- Osawa M, Shingu K, Murakawa M, et al: Effect of sevoflurane on central nervous system electrical activity in cats. *AnesthAnalg*1994; 79: 52-57.

24.- Maciver MB, Kendig JJ: Enflurane-induced burst discharge of hippocampal CA1 neurons is blocked by NMDA receptor antagonist APV. *Br J Anaesth*1989; 63: 296-305.

25.- Rudo FG, Krantz JC Jr. Anaesthetic molecules. *Br J Anaesth*1974; 46: 181-189.

26.- Isabelle Constant, Robert Seeman and Isabelle Murat. Sevoflurane and epileptiform EEG changes: Review. PediatricAnesthesia 2005 15: 266–274

27.- Benjamin Julliac, Dominique Guehl, Fabrice Chopin, Pierre Arne, Pierre Burbaud, Franc¸ois Sztark, Anne-Marie Cros. Risk Factors for the Occurrence of Electroencephalogram Abnormalities during Induction of Anesthesia with Sevoflurane in Nonepileptic Patients. Anesthesiology 2007; 106:243–51.

28.- Fujinaga M, Maze M. Neurobiology of nitrous oxide-induced antinociceptive effects. Mol Neurobiol 2002;25:167-89.

29.- Ohara A, Mashimo T, Zhang P, Inagaki Y, Shibuta S, Yoshiya I. A comparative study of the antinociceptive action of xenon and nitrous oxide in rats. Anesth Analg 1997;85:931-6.

30.- Watanabe I, Takenoshita M, Sawada T, Uchida I, Mashimo T. Xenon suppresses nociceptive reflex in newborn rat spinal cord in vitro; comparison with nitrous oxide. Eur J Pharmacol 2004;496:71-6.

31.- Dickinson R, Peterson BK, Banks P, Simillis C, Martin JC, Valenzuela CA et al. Competitive inhibition at the glycine site of the N-methyl-D-aspartate receptor by the anesthetics xenon and isoflurane: evidence from molecular modeling and electrophysiology. Anesthesiology 2007;107:756-67.

32.- Rex S, Schaefer W, Meyer PH, Rossaint R, Boy C, Setani K et al. Positron emission tomography study of regional cerebral metabolism during general anesthesia with xenon in humans. Anesthesiology 2006;105:936-43.

33.- Laitio RM, Kaisti KK, Laangsjo JW, Aalto S, Salmi E, Maksimow A et al. Effects of xenon anesthesia on cerebral blood flow in humans: a positron emission tomography study. Anesthesiology 2007;106:1128-33.

34.- Iijima T, Nakamura Z, Iwao Y, Sankawa H: The epileptogenic properties of the volatile anesthetics sevoflurane and isoflurane in patients with epilepsy. *AnesthAnalg*2000; 91: 989-995.

35.- Mohanram A, Kumar V, Iqbal Z, Markan S, Pagel PS. Repetitive generalized seizure-like activity during emergence from sevoflurane anesthesia. *Can J Anaesth*2007; 54(8): 657-661.

36.- Rewari V, Sethi D: Recurrence of focal seizure activity in an infant during induction of anaesthesia with sevoflurane. *Anaesth Intensive Care* 2007; 35(5): 788-791.

37.- Mirsattari SM, Sharpe MD, Young B: Treatment of refractory status epilepticus with inhalational anesthic agents isoflurane and desflurane. *Arch Neurol* 2004; 61: 1254-1259.

38.- Kopjas NK, Jones RT, Bany B, Patrylo PR: Reeler mutant mice exhibit seizures during recovery from isoflurane-induced anesthesia. *Epilepsy Res* 2006; 69: 87-91.

39.- Yamamura T, Fukuda M, Takeya H. Fastoscillatory EEG activity induced by analgesic concentrations of nitrous oxide in man. AnesthAnalg 1981; 60: 283-8.

40.- Campkin TV, Honigsberger L, Smith IS. Isoflurane: Effect on the electroencephalogram during carotid endarterectomy. Anaesthesia 1985; 40: 188-91.

41.- Rampil IJ, Lockhart SH, Eger EI. The electroencephalographic effects of desflurane in humans. Anesthesiology 1991; 74: 434-9.

42.- Kiyotaka S, Hiroshi S, Masato K. Effect of sevoflurane on electrocorticogram in normal brain. J NeurosurgAnesthesiol 2002; 14: 63-65.

43.- Cullen SC, Gross EG. The anesthetic properties of xenon in animals and human beings, with additional observations on krypton. Science 1951; 113: 580-582.

44.- Yao L, Bandres J, Nemoto EM, Boston R, Darby J, Yonas H. Effect of 33% xenon inhalation on whole-brain blood flow and metabolism in awake and fentanyl-anesthetized monkeys. Stroke 1992; 23:69-74.

45.- Hartmann A, Wassman H, Czernicki Z, Dettmers C, Schumacher HW, Tsuda Y. Effect of stable xenon in room air on regional cerebral blood flow and electroencephalogram in normal baboons. Stroke 1987;18:643-8.

46.- Yao L, Nemoto EM, Boston JR, Yonas H. Effect of 80% xenon on whole blood flow and metabolism in awake monkeys. Journal of Neurosurgical Anesthesiology 1992; 4:268-271.

47.- Yao LP, Bandres J, Nemoto EM, Boston JR, Darby JM, Yonas H. Effect of 33% xenon inhalation on whole-brain blood flow and metabolism in awake and fentanyl-anesthetized monkeys. Stroke 1992;23:69-74.

48.- Junk L, Dhawan V, Thaler HT, Rottenberg DA. Effects of xenon and krypton on regional cerebral blood flow in the rat. J Cereb Blood Flow Metab 1985; 5: 126-132.

49.- Gur D, Yonas H, Jackson DL, Wolfson SK, Rockette H, Good WF et al. Measurements of cerebral blood flow during xenon inhalation as measuremed by the microspheres method. Stroke 1985; 16: 871-874.

50.- Hartmann A, Wassman H, Czernicki Z, Dettmers C, Schumacher HW, Tsuda Y. Effects of stable xenon in room air on regional cerebral blood flow and electroencephalogram in normal baboons. Stroke 1987; 18: 643-648.

51.- Loftus CM, Traynelis VC. Intraoperative monitoring techniques in neurosurgery. McGraw Hill. 1994.

52.- Hagnighi SS, Sirintraun SJ, Johnson JC, Keller BP. Suppression of spinal and cortical somatosensory evoked potentials by desflurane anesthesia. J NeurosurgAnesthesiol 1996; 8: 148-53.

53.- Liu EHC, Wong HK, Chia CP. Effects of isoflurane and propofol on cortical somatosensory evoked potentials during comparable depth of anaesthesia as a guided by bispectral index. Brit J of Anaesth 2005; 94: 193-97.

54.- Boisseau N, Madany M, Staccini P. Comparison of the effects of sevoflurane and propofolon cortical somatosensory evoked potentials. Br J Anaesth 2002; 88: 785-9.

55.- Fletcher JE, Hinn AR, Heard Ch M. the effects of isoflurane and desflurano titrated to a bispectral index of 60 onthe cortical somatosensory evoked potential during pediatric scoliosis surgery. AnesthAnalg 2005; 100: 1797-1803.

56.- Larrabee MG, Posternak JM: Selective ggreg of anesthetics on synapses and axons in mammalian sympathetic ganglia. J Neurophysiol 1982; 15:91-114.

57.- Tenenbein PK, Lam AM, Klein L. Effects of sevoflurane and propofol on flash visual evoked potentials. J NeurosurgAnesthesiol 2006; 18: 310.

58.- Zenter J, Albrecht T, Heuser D. Influence of halothane, enflurane and isoflurane on motor evoked potentials. Neurosurgery 1992; 31: 298-305.

59.- Bernard JM, Pereon Y, Fayet G, Guiheneuc P. Effects of isoflurane and desflurano on neurogenic motor-and somatosensory evoked potential monitoring for scoliosis surgery. Anesthesiology 1996; 85: 1013-19.

60.- Pelosi L, Stevenson M, Hobbs GJ. Intraoperative motor evoked Potentials to transcranial electrical stimulation during two anesthetic regimens. ClinNeurophysiol 2001; 112: 1076-87.

61.- MacDonald DB, AlZayed Z, Khoudir I. Monitoring scoliosis surgery with combined multiple pulse transcranial electric motor and cortical somatosensory-evoked potentials from de lower and upper extremities. Spine 2003; 28: 194-203.

62.- Benítez del Castillo JM. Pérez Salvador JL, Benítez del Castillo Sánchez J, Pérez-Salvador García E, (Eds.) (2002): Manual básico de electrofisiología ocular: sus aplicaciones en la práctica clínica. 1ª edición, Mac Line, Madrid.

63.- Walther G, Hellner KA (1986): Early receptor potential recordings for clinical routine. Documenta ophthalmologica. Advances in ophthalmology. 62(1), pps.: 31-39.

64.- Noell WK. The origin of the electroretinogram. Am J Ophthalmol. 1954;38:78–90.

65.- Brown KT. The electroretinogram: its components and their origin. Vision Res. 1968;8:633–677.

66.- Wongpichedchai S, Hansen RM, Koka B, Gudas VM, Fulton AB (1992): Effects of halothane on childrens electroretinograms. Ophthalmology. 99(8), pps.: 1309–1312.

67.- Raitta C, Karhunen U, Seppalainen AM, Naukkarinen M (1979): Changes in the electroretinogram and visual evoked potentials during general anaesthesia. Albrecht

Von Graefe's. Archive for Clinical and experimental Ophthalmology. 211(2), pps.: 139-144. Original en: http://webvision.med.utah.edu/book/electrophysiology/the-electroretinogram-erg/

68.- Tremblay F, Parkinson JE (2003): Alteration of electroretinographic recordings when performed under sedation or halogenate anesthesia in a pediatric population. Documenta ophthalmologica. Advances in ophthalmology. 107(3), pps.:271–279.

69.- Granit R (1933): The components of the retinal action potential in mammals and the irrelation to the discharge in the optic nerve. Journal of Physiology. 77, pps.: 207-239. Original en: http://webvision.med.utah.edu/book/electrophysiology/the-electroretinogram-erg/

70.- Norren DV, Padmos P (1975): Cone dark adaptation: the influence of halothane anesthesia. Investigative Ophthalmology and Visual Science. 14(3), pps.: 212-227.

71.- Norren DV, Padmos P (1977): Influence of anesthetics, ethyl alcohol, and Freon on dark adaptation of monkey cone ERG. Investigative Ophthalmology and Visual Science. 16(1), pps.: 80-83.

72.- Schlame M, Hemmings HC junior (1995): Inhibition by volatile anesthetics of endogenous glutamate release from synaptosomes by a presinaptic mechanism. Anesthesiology. 82(6), pps.: 1406-1416.

73.- Cheng SC, Brunner EA (1981): Inhibition of GABA metabolism in rat brain slices by halothane. Anesthesiology. 55 (1), pps.: 26-33.

74.- El-Maghrabi EA, Eckenhoff RG (1993): Inhibition of dopamine transport in rat brain synaptosomes by volatile anesthetics. Anesthesiology78 (4), pps.: 750-756.

75.- Huppe-Gourgues F, Coudé G, Lachapelle P, Casanova C (2005): Effects of the intravitreal administration of dopaminergic ligands on the b-wave amplitude of the rabbit electroretinogram. Vision Research. 45, pps.: 137–145.

76.- Keller C, Grimm C, Wenzel A, Hafezi F, Reme C (2001): Protective effect of halothane anesthesia on retinal light damage: inhibition of metabolic rhodopsin regeneration. Investigative Ophthalmology and Visual Science. 42 (2), pps.: 476-480.

77.- Noell WK, Walker VS, Kang BS, Berman S (1966): Retinal damage by light in rats. Investigative Ophthalmology and Visual Science. 5(5), pps.: 450–473.

78.- Grimm C, Wenzel A, Williams T, Rol P, Hafezi F, Reme C (2001): Rhodopsin-mediated blue-light damage to the rat retina: effect of photo reversal of bleaching. Investigative Ophthalmology and Visual Science. 42(2), pps.: 497-505.

79.- Ablonczy Z, Darrow RM, Knapp DR, Organisciak DT, Crouch RK (2005): Rhodopsin phosphorylation in rats exposed to intense light. Photochemistry and Photobiology. 81 (3), pps.: 541-547.

80.- Grimm C, Remé CE, Rol PO, Williams TP (2000): Blue Light's effects on rhodopsin: photoreversal of bleaching in living rat eyes. Investigative Ophthalmology and Visual Science. 41, pps.: 3984–3990.

81.- Ishizawa Y, Pidikiti R, Liebman PA, Eckenhoff RG (2002): G protein-coupled receptors as direct targets of inhaled anesthetics. Molecular pharmacology. 61 (5), pps.: 945-952.

82.- Kurita N, Kawaguchi M, Hoshida T, Nakase H, Sakaki T, Furuya H. Effects of nitrous oxide on spike activity on electrocorticogram under sevoflurane anesthesia in epileptic patients. J NeurosurgAnesthesiol. 2005;17(4):199-202.

83.- Harper MH, Winter PM, Johnson BH, Kobblin DD, Eger EI. Withdrawal convulsions in mice following nitrous oxide. AnesthAnalg. 1980;59(1):19-21.

84.- Modica PA, Tempelhoff R, White PF. Pro- and anticonvulsant effects of anesthetics (Part I). Anesth Analg. 1990 Mar;70(3):303-15.

85.- Kurita N, Kawaguchi M, Hoshida T. Effects of nitrous oxide on spike activity on electrocorticogram under sevoflurane anesthesia in epileptic patients. J NeurosurgAnesthesiol 2005; 17: 199-202.

86.- Kruczek M, Albin MS, Wolf S, Bertoni JM. Postoperative seizure activity following enflurane anesthesia. Anesthesiology. 1980;53(2):175-6.

87.- Vohra SB. Convulsions after enflurane in a schizophrenic patient receiving neuroleptics. Can J Anaesth. 1994;41(5 Pt 1):420-2.

88.- Lebowitz MH, Blitt CD, Dillon JB. Enflurane-induced central nervous system excitation and its relation to carbondioxide tension. AnesthAnalg 1972; 51: 355-63.

89.- Scheller MS, Nakakimura K, Fleischer JE, Zornow MH. Cerebral effects of sevoflurane in the dog: comparison with isoflurane and enflurane. Br J Anaesth. 1990;65(3):388-92. () ()

90.- Grant IS. Delayed convulsions following enflurane anaesthesia. Anaesthesia. 1986;41(10):1024-5. () ()

91.- Parke TJ, Jago RH. Focal seizure following enflurane. Anaesthesia. 1992;47(1):79-80.

92.- Puolton TJ, Ellingson RJ. Seizure associated with induction of anesthesia with isoflurane. Anesthesiology 1984; 61: 471-6.

93.- Kofke WA, Young RSK, Davis P. Isoflurane for refractory status epilepticus: a clinical series. Anesthesiology 1989; 71: 653-9.

94.- Colicchio G, Perilli V, Perotti V, Pietrini D, Della Corte F, Bracali AM. Electroencephalographic effects of isoflurane in epileptic patients. Minerva Anestesiol. 1987;53(5):243-6.

95.- Iijima T, Nakamura Z, Iwao Y, Sankawa H. The epileptogenic properties of the volatile anesthetics sevoflurane and isoflurane in patients with epilepsy. AnesthAnalg. 2000;91(4):989-95.

96.- Murao K, Shingu K, Tsushima K, Takahira K, Ikeda S, Nakao S. The anticonvulsant effects of volatile anesthetics on lidocaine-induced seizures in cats. AnesthAnalg. 2000;90(1):148-55.

97.- Vakkuri AP, Seitsonen ER, Jäntti VH, Särkelä M, Korttila KT, Paloheimo MP, et al. A rapid increase in the inspired concentration of desflurane is not associated with epileptiform encephalogram. Anesth Analg. 2005;101(2):396-400.

98.- Mirsattari SM, Sharpe MD, Young GB. Treatment of refractory status epilepticus with inhalational anesthetic agents isoflurane and desflurane. ArchNeurol. 2004;61(8):1254-9.

99.- Mirsattari SM, Sharpe M, Young B. Treatment of refractory status epilepticus with inhalational anesthetic agents isoflurane anddesflurane. Arch Neurol 2004; 61: 1254-9.

100.- Yli-Hankala A, Vakkuri A, Särkelä M, Lindgren L, Korttila K, Jäntti V. Epileptiform electroencephalogram during mask induction of anesthesia with sevoflurane. Anesthesiology. 1999;91(6):1596-603.

101.- Adachi M, Ikemoto Y, Kubo K, Takuma C. Seizure-like movements during induction of anesthesia with sevoflurane. Br J Anaesth. 1992; 68(2):214-5.

102.- Hisada K, Morioka T, Fukui K, Nishio S, Kuruma T, Irita K, et al. Effects of sevoflurane and isoflurane on electrocorticographic activities inpatients with temporal lobe epilepsy. J NeurosurgAnesthesiol. 2001;13(4):333-7.

103.- Kumatsu H, Taie S, Endo S, Fukuda K, Ueki M, Nogaya J et al. Electrical seizures during sevoflurane anesthesia in two pediatric patients with epilepsy. Anesthesiology. 1994;81(6):1535-7.

104.- Ian JW, Richard GH, Matthew RC. Electroencephalographic evidence of seizure activity under deep sevoflurane anesthesia in a non epileptic patient. Anestesiology 1997; 87: 1579-82.

105.- Komatsu H, Taie S, Endo S. Electrical seizures during sevofluraneanesthesia in two pediatric patients with epilepsy. Anesthesiology 1994; 87: 1579-82.

106.- Mohanram A, Kumar V, Igbal Z, Markan S, Pagel PS. Repetitive generalized seizure-like movements during emergence from sevoflurane anesthesia. Can J Anaesth. 2007;54(8):657-61.

107.- Kurita N, Kawaguchi M, Hoshida T, Nakase H, Sakaki T, Furuya H. The effects of sevoflurane and hyperventilation on electrocorticogram spike activity in patients with refratory epilepsy. AnesthAnalg. 2005; 101(2):517-23.

108.- Kaisti KK, Jääskeläinen SK, Rinne JO, Metsähonkala L, Scheinin H. Epileptiform discharges during 2 MAC sevoflurane anesthesia in two healthy volunteers. Anesthesiology. 1999;91(6):1952-5.

109.- Bosenberg AT. Convulsions and sevoflurane. PaediatrAnaesth 1997; 7: 477–478.

110.- Adachi M, Ikemoto Y, Kubo K et al. Seizure-like movements during induction of anaesthesia with sevoflurane. Br J Anaesth 1992; 68: 214–215.

111.- Haga S, Shima T, Momose K et al. Anesthetic induction of children with high concentrations of sevoflurane. Masui 1992; 41: 1951–1955.

112.- Kiyotaka S, Hiroshi S, Masato K. Effect of sevoflurane on electrocorticogram in normal brain. J NeurosurgAnesth 2002; 14: 63-5.

113.- Hisada K, Morioka T, Fukui K, Shunji N. Effects of sevoflurane and isoflurane on electrocortocographic activities in patients with temporal lobe epilepsy. J NeurosurgAnesth 2001; 13: 333-7.

114.- Julliac B, Guehl D, Chopin F. Risk factors for the occurrence of electroencephalogram abnormalities during induction of anesthesia with sevoflurane in non epileptic patients. Anesthesiology 2007; 106: 243-51.

115.- Engelhard K, Werner C, Eberspächer E, Pape M, Blobner M, Hutzler P, Kochs E. Sevoflurane and propofol influence the expression of apoptosis-regulating proteins after cerebral ischaemia and reperfusion in rats. Eur J Anaesthesiol. 2004 Jul;21(7):530-7.

116.- Yuanlin Dong, MD; Guohua Zhang, MD, PhD; Bin Zhang, MD; Robert D. Moir, PhD; Weiming Xia, PhD;

Edward R. Marcantonio, MD; Deborah J. Culley, MD; Gregory Crosby, MD; Rudolph E. Tanzi, PhD; Zhongcong Xie, MD, PhD. The Common Inhalational Anesthetic Sevoflurane Induces Apoptosis and Increases β-Amyloid Protein Levels. Arch Neurol. 2009;66(5):620-631. doi:10.1001/archneurol.2009.48.